Ines Janßen

Krafttraining im Ausdauersport

Auswirkungen von Krafttraining auf die Leistungsfähigkeit im Radsport

Bachelor + Master
Publishing

Janßen, Ines: Krafttraining im Ausdauersport. Auswirkungen von Krafttraining auf die Leistungsfähigkeit im Radsport, Hamburg, Diplomica Verlag GmbH 2012
Originaltitel der Abschlussarbeit: Effekte von Krafttraining auf die Ausdauerleistung am Beispiel Radsport

ISBN: 978-3-86341-397-2
Druck: Bachelor + Master Publishing, ein Imprint der Diplomica® Verlag GmbH, Hamburg, 2012
Zugl. Johann Wolfgang Goethe-Universität Frankfurt am Main, Frankfurt am Main, Deutschland, Bachelorarbeit, März 2011

Bibliografische Information der Deutschen Nationalbibliothek:
Die Deutsche Nationalbibliothek verzeichnet diese Publikation in der Deutschen Nationalbibliografie; detaillierte bibliografische Daten sind im Internet über http://dnb.d-nb.de abrufbar.

Die digitale Ausgabe (eBook-Ausgabe) dieses Titels trägt die ISBN 978-3-86341-897-7 und kann über den Handel oder den Verlag bezogen werden.

Inhaltsverzeichnis

1. Einführung und Zielsetzung

Nach der Erfindung der Laufmaschine des Freiherrn von Stein und einigen technischen Weiterentwicklungen fanden bereits Mitte des 19. Jahrhunderts die ersten Radrennen statt. Eine der ersten Veranstaltungsländer war Frankreich mit der Tour de France 1903 (vgl. NEUMANN, 2000). Zu Beginn als einfaches Straßenrennen ausgetragen, hat sich der Radsport mittlerweile in viele verschiedene Disziplinen differenziert, die den Athleten die verschiedensten Stoffwechselsituationen abfordern. Auch das Material der Fahrräder hat sich stark verändert. So wiegt ein Straßenrennrad heute nicht mehr als 9 kg (vgl. NEUMANN, 2000).

Die Leistung des Radsportlers wird vornehmlich durch eine ausgeprägte Ausdauerleistungsfähigkeit bestimmt, wie auf verschiedenste Weise empirisch untersucht und belegt wird (siehe Kap. 5).

Um in der Lage zu sein, die in einem Straßenradrennen auftretenden langen Belastungsintervalle mit teilweise hoher Intensität erfolgreich zu meistern, bedarf es eines hohen Ausmaßes an vor allem ausdauerbetonten Trainingseinheiten mit beachtlichen Umfängen. Der professionelle Radsportler fährt zwischen 30.000 km und 35.000 km jährlich, um das Leistungsniveau zu halten bzw. zu verbessern (vgl. LUCIA et al, 2001).

Die Leistungsreserven eines Radrennsportlers sind aufgrund des hohen Trainingsniveaus recht gering. Diese gilt es voll auszuschöpfen, alle relevanten konditionellen Eigenschaften der Athleten anzusprechen, die eine Leistungssteigerung hervorrufen können. So stellt sich neben der Ausdauerleistungsfähigkeit, die unstrittig die Grundlage der Leistungsfähigkeit eines jeden Radsportlers darstellt, die Frage, ob ein begleitendes Krafttraining einen zusätzlichen Leistungsvorsprung ermöglichen kann.

Die entscheidende Fragestellung ist also, in wieweit der Athlet durch ein begleitendes Krafttraining die Ausdauerleistung unterstützen, die Leistung bei kurzen Antritten in einem Radrennen verbessern und das Muskelpotenzial ausschöpfen kann (siehe

Kap. 3.1.4) ohne dabei eine außerordentliche muskuläre Querschnittzunahme verbunden mit einer Gewichtszunahme zu erreichen,.[1]

Weiterhin gilt es eventuelle Kraftverluste der Athleten zu kompensieren, die im Zuge eines hohen Trainingsumfangs im Ausdauerbereich auftreten können.

Beim Vergleich der Studienergebnisse fällt ein überwiegend positives Fazit bezüglich des Ausbaus der Leistungsfähigkeit durch ein begleitendes Krafttraining auf. Die Athleten können bei keinen bis geringen negativen Auswirkungen auf die Ausdauerleistungsfähigkeit von einem höheren maximalen Kraftniveau schöpfen, das sich wiederum auf die Kraftfähigkeiten Kraftausdauer und Schnellkraft auswirkt.

Wird hierbei vornehmlich ein Training mit maximalen Lasten eingesetzt, so wird die Querschnittzunahme der Muskelfasern beschränkt und führt zu einer vollen Ausschöpfung der Kraftreserve des Muskels durch verbesserte neuronale Komponenten der Kraftentwicklung (GÜLLICH & SCHMIDTBLEICHER, 1999).

---

[1] Leistungsverbesserndes Krafttraining meint vornehmlich das Training des M. Quadriceps Femoris mit allen vier Teilen, da diese Muskelgruppe als entscheidende betrachtet wird und sich in den untersuchten Studien als Hauptuntersuchungsgegenstand darstellte. Kleinere Muskelgruppen, die auch im Radsport benutzt werden, sind bezüglich der Verbesserung des Kraftniveaus und damit zur Optimierung der Rennleistung nachrangig, da sie in der Größe und Funktion in dieser Beziehung dem M. Quadriceps Femoris unterzuordnen sind. (vgl. SANDIG, et al. 2010)

2. Physiologische Grundlagen

Die Leistungsfähigkeit eines Organismus wird durch die physische Kondition beschrieben. Sie umfasst die Ausdauer, die Beweglichkeit, die Schnelligkeit, die Kraft sowie die Koordination (vgl. WEINECK, 2007).

Im Rahmen dieser Arbeit werden vornehmlich die konditionellen Eigenschaften Ausdauer sowie Kraft beleuchtet, da sie für Radsportler diejenigen Komponenten sind, die leistungslimitierend wirken können. Erste Priorität nimmt hierbei die reine Ausdauerfähigkeit des Sportlers ein. Die Verbesserung der Leistung im Ausdauerleistung durch Krafttraining erfolgt auf der nächsten Ebene und kann sinnvoll eingesetzt leistungsverbessernd wirken, wie im Folgenden erläutert werden wird.

2.1 Die konditionelle Grundeigenschaft Ausdauer

2.1.1 Definitionen der Ausdauer

Der Begriff „Ausdauer" wird in verschiedenen Leistungssituationen unterschiedlich verstanden und definiert. Grundlegend versteht man unter dieser Bezeichnung die Fähigkeit des Organismus, einer aufkommende Leistungsminderung und schließlich dem Aktivitätsabbruch möglichst lange widerstehen zu können. Von HOLLMANN & STRÜDER wird die Ausdauer als eine „gegebene Leistung (die) über einen möglichst langen Zeitraum durch(ge)halten (werden kann)" verstanden (vgl. HOLLMANN & STRÜDER, 2009). bezeichnen diese konditionelle Fähigkeit als „Ermüdungswiderstandsfähigkeit" (vgl. ZINTL & EISENHUT, 2004). Um diesen von ZINTL & EISENHUT verwendeten Begriff zur Beschreibung der „Ausdauer" verstehen zu können, ist es notwendig den Begriff „Ermüdung" genauer zu betrachten:

> „Wir definieren Ermüdung in Anlehnung an Lehmann (1953) als die reversible Herabsetzung der Funktionsfähigkeit infolge einer muskulären Tätigkeit." (vgl. HOLLMANN & STRÜDER, 2009)

Ausgeschlossen von dieser Definition wird laut den Autoren die „im anorganischen Bereich vorkommende sogenannte Materialermüdung". Hierbei gibt es bisher keine exakten messbaren Größen, die verschiedene Ermüdungsniveaus festlegen. Vielmehr findet sich der Begriff der Ermüdung in der allgemeingebräuchlichen Verwendung, wie z.B. auch die Begriffe Übermüdung, Erschöpfung usw.. Es werden zwei Stadien der Ermüdung von einander unterschieden:

Die *akute Form* der Ermüdung tritt direkt nach intensiven muskulären Beanspruchungen auf, ganz im Gegensatz zur *chronischen Form*, die sogar noch Tage oder Wochen nach einer Intensivbelastung festgestellt werden kann. Eine ermüdende Situation kann an jedem Element der Funktionskette einer willkürlich ausgelösten Muskelkontraktion auftauchen.

Sie findet sich je nach Belastung:

- im Frontalhirn

- im Rückenmark

- im peripheren Nerv

- in der Muskelfasermembran

- im tranversalen Tubulussystem

- in der Kalzium-Freisetzung

- in der Aktin-Myosin-Interaktion

- bei der Entleerung der Kreatinphsophatspeicher in der Muskelzelle

- bei der Laktatanhäufung in der Muskelzelle

- bei der Entleerung von intramuskulären Glykogenspeichern

- beim Anstieg von Ammoniak

- beim Absinken des Blutzuckerspiegels

- beim intrazellulärer Kaliumverlust,

- bei hormonellen Dysbalancen (HOLLMANN & STRÜDER, 2009).

Zusammenfassend entsteht Ermüdung sowohl zentral als auch peripher abhängig von der Belastungsart- und Dauer der Muskelkontraktion. Elemente der Ermüdung sind vor allem eine Erschöpfung der Energiereserven, eine Abnahme der Fermentaktivität und Störungen im Wasser- und Elektrolytstoffwechsel. Im Folgenden wird die Begrifflichkeit „Ausdauer" abhängig von verschiedenen Faktoren einer Belastung differenziert dargestellt (HOLLMANN & STRÜDER, 2009).

2.1.2 Muskuläre Adaptionen an ein Ausdauertraining

Die Studien von BAUMANN weisen eine Abnahme der Typ-IIx-Fasern von 13% auf 9% durch ein alleiniges Ausdauertraining nach, ohne dass eine Zunahme von Typ-I-Fasern oder Typ-IIa-Fasern stattgefunden habe (BAUMANN, 1987). Untersuchungen von KRAEMER dagegen stellen eine Zunahme der Typ-IIc- und IIa-Fasern und eine Reduktion Typ-IIb-Fasern, wie eine Reduktion der Typ-I- und Typ-IIc-Querschnittsfläche fest (KRAEMER, 1995).[2]

2.1.3 Struktur der Ausdauer

Die Unterteilung des so oft verwendeten Begriffs der „Ausdauer" erscheint notwendig, führt man sich die unterschiedlichen Teilaspekte sportlicher Leistungsfähigkeit und deren Untersuchung vor Augen. Auch zur Trainingssteuerung bedarf es eines umfassenden Grundwissens darüber, wie Ausdauer definiert wird, welche Strukturierungsansätze vorhanden sind und wie sich die Energiebereitstellung zur Ausführung einer sportlichen Leistung auf unterschiedlichen Intensitätsniveaus gestaltet.

2.1.3.1 Umfang der arbeitenden Muskulatur

SAZIORSKI unterteilt die Ausdauer in 3 Komponenten auf morphologischer Ebene. Die lokale Ausdauer wird mit weniger als 1/3 der Skelettmuskulatur ausgeübt, bei 1/3 bis 2/3 der Skelettmuskulatur beansprucht der Sportler die regionale Ausdauer und darüber die globale Ausdauer (vgl. SAZIORSKI, 1987). Bei der Differenzierung der Ausdauer seitens HOLLMANN & STRÜDER wird zwischen einem Anteil der Skelettmuskulatur von unter 1/6 bis 1/7 und einem Anteil darüber unterschieden. „Die Muskelmenge von weniger als 1/6 bis 1/7 entspricht in etwa einem Bein" (ZINTL & EISENHUT, 2004, S.34).

Unter 1/6 bis 1/7 der gesamten Muskelmenge ist die Leistungsfähigkeit der beanspruchten Muskulatur maßgeblich abhängig vom kardiopulmonalen System, das unter Verwendung von Sauerstoff Energie nachliefert. Ein Belastungsabbruch wird in diesem Zusammenhang von anderen leistungsbestimmenden Faktoren im Falle einer Ermüdung gefordert (Vgl. HOLLMANN & STRÜDER, 2009).

---

[2] (siehe Kapitel 2.2 Physiologische Grundlagen/S.19)

2.1.3.2 Art der hauptsächlichen Energiebereitstellung

Geht man davon aus, dass der Sportler zu jeder Zeit der Belastung keinen Nährstoff-
mangel erfährt, unterscheidet man grundsätzlich drei Stoffwechselsysteme zur Energiegewinnung. Eine Übersicht findet sich bei HOLLMANN & STÜDER (2009) und
ist in nachfolgender Skizze dargestellt.

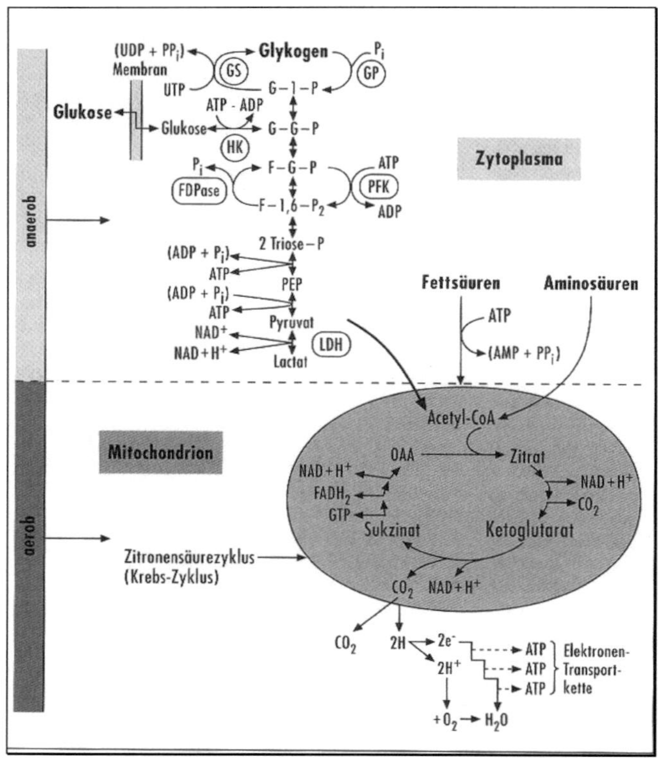

**Abbildung 1 Vereinfachte, schematische Darstellung des anaeroben und aeroben Stoffwechsels
(HOLLMANN & STRÜDER, 2009, S. 68)[3]**

Bei körperlicher Belastung verbrauchte Energie wird durch gespaltenes Adenosintriphosphat (ATP) [in Adenosindiphosphat (ADP) + Phosphat (P) + Energie]
freigesetzt. Um weiterhin Energie produzieren zu können, muss das in ADP+P
gespaltene ATP wieder resynthetisiert werden. Hierbei werden je nach Belastungslän-

---

[3] „Als aerob bezeichnet man die in Verbindung mit Sauerstoff vonstatten gehenden Stoffwechselprozes-
se, welche sich in den Mitochondrien abspielen (intramitochondrialer Stoffwechsel), während der
anaerobe Metabolismus außerhalb der Mitochondien staffindet (extramitochondrialer Stoffwechsel)"
(HOLLMANN & STRÜDER, 2009). Der Energiestoffwechsel kann in drei Stoffwechselsysteme
unterschieden werden: anaerob-alaktazid, anaerob-laktazid und aerob (HOLLMANN & STRÜDER,
2009).

ge und Intensität ADP und Creatinphosphat, Glukose und ADP im anaeroben Bereich oder Fettsäuren und Glukose und ADP unter Verwendung von Sauerstoff zu ATP mit seinen je nach Stoffwechselweg spezifischen Abfallprodukten resynthetisiert. Das entstehende Produkt ist im alaktaziden anaeroben Bereich (Verwendung von Creatinphosphat) Creatin. Die laktazide anaerobe Energiegewinnung führt neben der Resynthese von ATP zu einem Anstieg von Laktat in der Muskulatur und im Blut (vgl. HOTTENROTT, 2009). Die Unterteilung der Ausdauer in verschiedene Arten der Energiebereitstellung bzw. in die unterschiedlich entstehenden Mischverhältnisse an arbeitenden energieliefernden Systemen in unterschiedlichen Belastungssituationen wird je nach Autor anders dargestellt. So weisen HOTTENROTT & NEUMANN auf eine Unterscheidung in eine alaktazid- anaerobe Startphase als Phase I, eine aerobe Phase als Phase II, eine aerob-anaerobe Phase als Phase III und eine rein anaerobe Phase hin (HOTTENROTT & NEUMANN, 2008)

Phase 0 weist in den ersten 10 Sekunden einer intensiven Belastung eine Nutzung der Energievorräte von ATP und Creatinphosphat mit 50% sowie von Glykolyse mit 47% und von Glykolyse auf aerober Basis mit 3% auf. Die Energienutzung nach 30 Sekunden intensiver Belastungen wird ohne maßgebliche Laktatanhäufung zu 25% abgedeckt. Die restlichen 75% der Energiegewinnung werden zu 45% anaerob-laktazid und zu 30% aerob gewonnen.

In *Phase I* wird der Organismus maßgeblich über die aeroben bzw. anaerob-laktaziden Stoffwechselwege mit Energie versorgt. Je weniger intensiv die Belastungsintensität gewählt wird, desto mehr Energie kann über die aeroben Wege gelangen. Steigt die Belastungsintensität an, wird vermehrt auf anaerobem Weg Energie bereitgestellt, was eine Anhäufung von Laktat im Muskel und Blut zur Folge hat. In der anaeroben Phase wird Energie aus Creatinphosphat und Glukose bei absolutem Sauerstoffmangel gewonnen. Dieser Stoffwechselweg wird bei höchster Belastungsintensität und sehr kurzer Dauer genutzt. Muss diese Form der Energiebeschaffung im Organismus aufgrund der hohen Belastungsintensität beibehalten werden, wird mehr und mehr Laktat angehäuft, was letztendlich durch das ansteigende physiologische Ungleichgewicht zwischen Laktatanhäufung und –abbau zum Belastungsabbruch führt (vgl. HOTTENROTT & NEUMANN, 2008). ZINTL & EISENHUT strukturieren die

Ausdauer auf dem Gebiet der Energiebereitstellung in aerobe und anaerobe Bereiche der Stoffwechselsysteme. Hierbei unterscheiden sie jeweils in einen Kurz-, Mittel- und Langzeitbereich der jeweiligen Art der Energiebereitstellung (vgl. ZINTL & EISEN-HUT, 2004). Wie auch von HOTTENROTT & NEUMANN beschrieben, stellen ZINTL & EISENHUT die Energiebeschaffung im Organismus als ein sich ständig veränderndes Konstrukt dar, welches immer durch ein Mischverhältnis gekennzeichnet ist. „In reiner Form kommen die Ausdauerformen in der Praxis eher selten vor." (vgl. HOTTENROTT, NEUMANN, 2008)

Vorwiegend leistungsbestimmend sind in der anaeroben Energiebereitstellung das Niveau der anaeroben Kapazität, das Niveau der zellulären Glykogen-Vorräte, die Stoffwechselkapazität der Enzyme der anaeroben Glykolyse, die Fähigkeit dieser Enzyme, auch bei hoher Belastungsazidose noch arbeiten zu können (vgl. WEINECK, 2007).

Bei Ausdauerbelastungen handelt es sich in erster Linie um Kohlenhydrate und Fette, die zur Wiederherstellung der energiereichen Verbindung ATP herangezogen werden. Diese werden unter Verwendung von Sauerstoff verstoffwechselt. Fette werden in Form von Lipidtröpchen in den Muskelzellen durch die Lipolyse zu Fettsäuren und Glycerin abgebaut. Die freien Fettsäuren werden anschließend in den Mitochondrien oxidiert und Energie ebenfalls zur Wiederherstellung von ATP freigesetzt. Die Oxidation von Kohlenhydraten wird durch Glucoseoxidation ebenfalls zur Resynthese von ATP herangezogen. Die Kohlenhydratspeicher sind im Vergleich zu den Fettspeichern recht begrenzt.

Die Energiegewinnung unter Verwendung von Sauerstoff wird als *aerobe Form* der Energiebereitstellung bezeichnet. Sauerstoffaufnahme und –verbrauch stehen im Gleichgewicht. Es herrscht ein „Steady-State" ohne Sauerstoffschuld. Werden die Belastungen intensiver, wird dieses Gleichgewicht zerstört, so dass nicht mehr genug Sauerstoff vorhanden ist, um die Energieversorgung auf diesem Weg zu decken. Nimmt die Belastung wieder ab, kann das herrschende Ungleichgewicht leicht verzögert durch verstärkte Atmung ausgeglichen werden.

Die Leistung wird maßgeblich von der Fähigkeit des Sportlers bestimmt, eine möglichst große Menge an aufgenommenem Sauerstoff zur Peripherie zu transportieren und ihn dort zu verarbeiten.

„The maximal oxygen intake, or maximal aerobic power, is a measure of the body's ability to transport oxygen from the ambient air to the exercising muscles. It is thus one of the more important determinants of endurance performance." (SHEPHARD et al. 2003, S. 301)

Vorwiegend leistungsbestimmend sind im aeroben Bereich:

- Leistungsfähigkeit des Herz-Kreislauf-Systems

- Stoffwechselparameter wie Energiespeicher und mitochondriale Kapazität

(vgl. WEINECK, 2007)

2.1.3.3 Arbeitsweise der Skelettmuskulatur

Grundlegend unterscheiden sich *dynamische* und *statische Ausdauer* im Druckaufbau innerhalb des arbeitenden Muskels und die damit verbundene Art der Energiebereitstellung. Bei hohen Belastungen, die auf die arbeitende Muskulatur trifft, baut sich bei statischer Arbeit ein Muskelinnendruck auf, der das Zufließen von Blut und damit auch des Sauerstoffs von außen verhindert. Schon ab einem prozentualen Anteil von 15% der maximalen Muskelspannung wird der Blutzufluss behindert. Steigt die Belastung weiter bis auf 50% an, so kann keine Versorgung von Sauerstoff über das Blut gewährleistet werden. Die Energie muss aus den muskelinneren Speichern auf anaerober Basis zugeführt werden. Ein solcher Druckaufbau entsteht bei dynamischen Belastungen nicht. Die Entspannungsphasen zwischen jeder Kontraktion reichen für eine Mitversorgung der Muskulatur durch das Blut aus, so dass sie auch unter Verwendung von Sauerstoff arbeiten kann (vgl. HOLLMANN & HETTINGER, 2000).

2.1.3.4 Zeitdauer der Beanspruchung

Die Differenzierung der Dauer einer körperlichen Beanspruchung für eine Zuordnung verschiedener Ausdauerarten erfolgt bei verschiedenen Autoren unterschiedlich. So wird die Ausdauerbelastung nach jeweiligem Zeitintervall, wie folgt definiert.

Kurze Ausdauerbelastungen von von ca. 0-35 Sekunden werden der Schnelligkeitsausdauer zugeteilt. Das nächstgrößere Zeitfenster beschreibt die Kurzeitausdauer mit 20-45 Sekunden bis 1-2 Minuten. Eine maximale Belastung im Bereich der Kurzzeitausdauer wird vorwiegend über anaerobe Prozesse charakterisiert, die Beisteuerung durch aerobe Anteile liegt bei etwa 30-35%. Ein Anstieg der aeroben Energiegewinnung von ca. 50% der Gesamtenergie bei ca. 2 Minuten Belastung bis sogar 80% der Gesamtenergie bei ca. 10 Minuten beschreibt das Niveau der Mittelzeitausdauer. Hält eine Belastung mehr als 10-11 Minuten an, spricht man von der Langzeitausdauer, die sich laut WEINECK in Langzeitausdauer I, II und III aufteilt.

Vorwiegend leistungsbestimmend sind im aeroben Bereich die Leistungsfähigkeit des Herz-Kreislauf-Systems und die Stoffwechselparameter wie Energiespeicher und mitochondriale Kapazität (vgl. WEINECK, 2007).

Ein wichtiges Aussagekriterium der Ausdauerfähigkeit ist die Sauerstoffaufnahmekapazität. Profiradsportler erreichen hierbei Werte von 70 – 80 ml /min/kg (vgl. LUCIA et al, 2001). Adaptionen durch Ausdauertraining erfahren die Trainierenden durch eine Hypertrophie des Herzmuskels verbunden mit einer Gewichtszunahme des Herzens und mit einer Dilatation (Erweiterung) der Herzhöhlen. Darüber hinaus finden sich beim Ausdauersportler eine vermehrte Anzahl von Mitochondrien. Parallel dazu werden die Enzyme des Zitratzyklus und der Atmungskette vermehrt (WEINECK, 2001). Der Unterschied zwischen Profiradfahrern und Elite Fahrern besteht u.a. in der Fähigkeit, höhere Leistungen zu erbringen bevor eine Milchsäureakkumulation entsteht und ein Leistungsabbruch erzwungen wird (vgl. LUCIA et al, 2001).

2.2 Die konditionelle Grundeigenschaft Kraft

2.2.1 Struktur

Die konditionelle Grundeigenschaft Kraft wird je nach Autor verschieden definiert. So beschreibt WANG die Kraft als körperliche Fähigkeit des Menschen, Bewegungsaufgaben zu lösen, bei denen Gegenstände oder der eigene Körper gehalten, beschleunigt oder abgebremst werden sollen. (vgl. WANG, 1999). Spezifischer wird die Definition bei GROSSER, STARITSCHKA & ZIMMERMANN (2004, S. 42):

> „Kraft im Sport ist die Fähigkeit des Nerv-Muskelsystems, durch Innervations- und Stoffwechselprozesse mit Muskelkontraktionen Widerstände zu überwinden (konzentrische Arbeit), ihnen entgegenzuwirken (exzentrische Arbeit) bzw. sie zu halten (statische Arbeit)“.

Erweitert werden die drei Kontraktionsformen durch die exzentrisch-konzentrische Arbeitsweise, innerhalb der im DVZ (Dehnungs-Verkürzungs-Zyklus) erst dem Widerstand nachgegeben und dieser anschließend überwunden wird. Der Intensitätsgrad beträgt nach GROSSER, STARITSCHKA, ZIMMERMANN mindestens 30% (GROSSER, STARITSCHKA & ZIMMERMANN, 2004). KOMI versteht die Begrifflichkeit Kraft wie folgt:

> „Als muskuläre Kraft wird global die physikalische Kraft bezeichnet, die der Muskel auf bestimmte Körperabschnitte ausüben kann. Die muskuläre Kraft kann in unterschiedlicher Form realisiert werden, in Form einer isometrischen, konzentrischen oder exzentrischen Aktion. Bei gleicher Aktionsform können Bewegungen mit unterschiedlichen Geschwindigkeiten ausgeführt werden." (KOMI et al., 1993).
> Versucht man die Kraft in Komponenten einzuteilen, findet man verschiedene Möglichkeiten der Strukturierung. Sie kann nach Arbeits- und Kontraktionsformen, nach trainingsdidaktischen Gesichtspunkten sowie nach seinen Erscheinungsformen eingeteilt werden (LETZELTER, 1971; HARRE, 1973).

Nachfolgend werden die Erscheinungsformen der Kraft näher beleuchtet.

GÜLLICH & SCHMIDTBLEICHER differenzieren 1999 noch vielschichtiger nach den Komponenten Maximalkraft, Schnellkraft sowie Kraftausdauer und nach der Arbeitsweise der Muskulatur.

Die beiden Komponenten Schnellkraft und Kraftausdauer resultieren hierbei aus der Maximalkraft. So stellt die Maximalkraft die resultierende Kraftkomponente für die anderen beiden Elemente der Kraft dar.

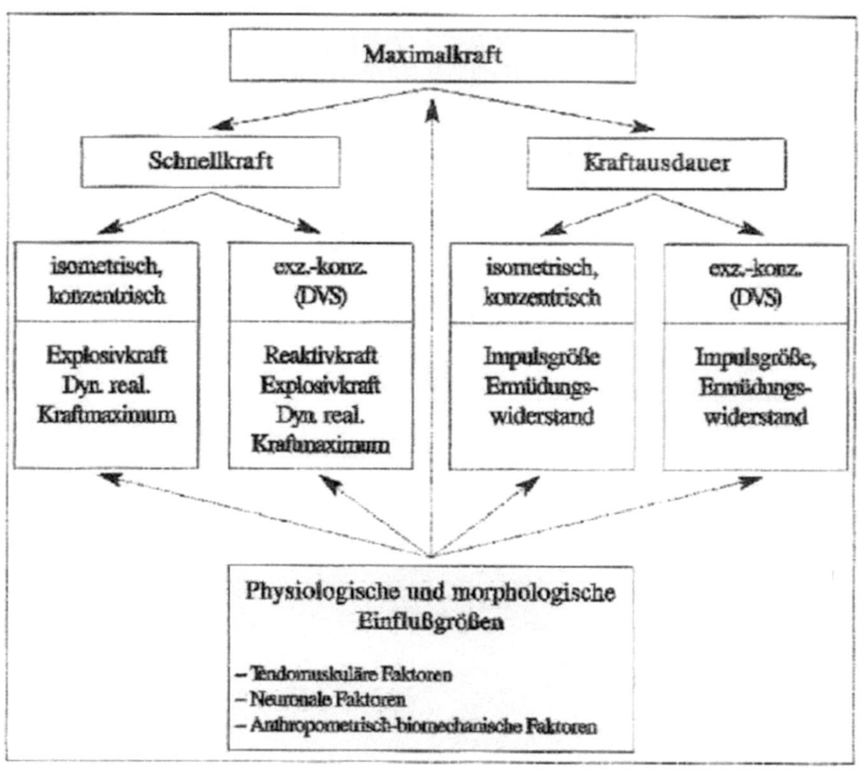

Abbildung 2: Struktur der motorischen Eigenschaft Kraft (GÜLLICH & SCHMIDTBLEICHER, 1999).

Die Maximalkraft wird von GÜLLICH & SCHMIDTBLEICHER als *„höchster realisierbarer Kraftwert dargestellt, der bei maximaler Willkürkontraktion gegen einen unüberwindlichen Widerstand erreicht wird"* (GÜLLICH & SCHMIDTBLEICHER, 1999, S. 224) beschrieben. Der Aktivierungsgrad der Muskelfasern eines Muskels liegt bei Untrainierten bei ca. 70 % und bei Trainierten bei maximal 95% der Maximalkraft. Bei vollständiger Aktivierung spricht man von der „Absolutkraft". Diese kann beispielsweise durch Elektrostimulation entfaltet werden (vgl. GÜLLICH & SCHMIDTBLEICHER, 1999). Unterscheidet man zwischen statischer und konzentrisch-dynamischer Maximalkraft wird die Maximalkraft, wie folgt beschrieben:

> „Die konzentrische Maximalkraft wird ermittelt als die höchste Last, die unter definierten Arbeitsbedingungen einmal gehoben werden kann (1er Maximum)." (GÜLLICH & SCHMIDTBLEICHER, 1999, S. 224)

Die isometrische Maximalkraft wird dynamometrisch gemessen. Dabei wird sie zunächst hinsichtlich der Arbeitsweise der Muskulatur differenziert:

> „Die Trainingslehre differenziert die Maximalkraft traditionell entsprechend der überwindenden, haltenden und nachgebenden Arbeitsweise der Muskulatur und der dabei realisierten Kontraktionsformen in eine konzentrische, isometrische und exzentrische Dimension" (MARTIN/CARL/LEHNERTZ 1993, 102).

SCHMIDTBLEICHER & GÜLLICH zweifeln allerdings die Unterscheidung zwischen isometrischer und konzentrisch-dynamischer Maximalkraft an:

> „Wenn ein Sportler ein Gewicht hebt, beinhaltet die Kontraktion immer einen isometrischen und einen konzentrischen Anteil. Die Kontraktion bleibt so lange isometrisch, bis die muskulär entfaltete Kraft der zu bewältigenden Last entspricht. Erst wenn die Kraft darüber hinaus geht, bewegt sich das Gewicht." (GÜLLICH & SCHMIDTBLEICHER, 1999, S. 312)

Also beginnt das Bewegen eines Widerstands mit einer isometrischen Arbeitsweise und setzt sich schließlich erst im Moment des Bewegens der Last in einer konzentrisch-dynamischen Arbeitsweise fort. Je höher die die Last des Widerstands, umso mehr verändert sich die konzentrisch-dynamische Arbeitsweise in Richtung einer isometrischen.

Die Kraftkomponenten Schnellkraft und Kraftausdauer hängen direkt von der Maximalkraft ab, d.h. mit einer Veränderung des maximalen Kraftniveaus verändert sich sowohl die Kraftausdauer als auch die Schnellkraft (GÜLLICH & SCHMIDTBLEICHER, 1999).

Um die Maximalkraft zu steigern, wird entweder ein Hypertrophietraining[4] oder ein Training mit maximalen Lasten angewandt.[5]

> „Schnellkraft ist die Fähigkeit des neuromuskulären Systems, einen möglichst großen Impuls (Kraftstoß) innerhalb einer verfügbaren Zeit zu entfalten." (GÜLLICH & SCHMIDTBLEICHER, 1999, S.225)

---

[4] Führt zu einer Querschnittzunahme der Muskelfaser (vgl. KOMI, 1993)
[5] Führt zu einer Verbesserung der neuronalen Prozesse zum Ausnutzen des bestehenden Muskelpotenzials (vgl. KOMI, 1993)

Die Schnellkraft sowie die Kraftausdauer können sowohl isometrisch als auch konzentrisch oder im Dehnungsverkürzung-Zyklus (DVZ) vorkommen (konzentrisch oder exzentrisch). Eine isometrische Muskelaktion kennzeichnet sich dadurch, dass *„keine äußere Arbeit geleistet wird, da keine Verkürzung stattfindet"* (KOMI, 1993).

Folglich zeichnet sich diese Kontraktionsform durch seinen Spannungszustand aus, ganz im Gegensatz zur konzentrischen Arbeitsweise, bei der Ansatz und Ursprung der Muskulatur zusammengeführt werden und eine äußere Last bewegt wird (vgl. HEMMLING, 1994). Die schnellkraftspezifische isometrische bzw. konzentrische Arbeitsform der Muskulatur wird maßgeblich von der Explosivkraft und dem dynamischen relativen Kraftmaximum bestimmt. Kommt die Schnellkraft im DVZ vor, geht eine zunächst nachgebende (exzentrische) Kontraktion einer überwindenden (konzentrischen) Kontraktion voraus. Diese wird als Reaktivkraft bezeichnet. Es wird zwischen Schnellkraftleistungen im kurzen DVZ (< ca. 200 ms) und im langen DVZ (> ca. 200 ms) unterschieden. Die Leistungen im langen DVZ werden überwiegend durch das dynamisch realisierte Kraftmaximum und somit durch die Maximalkraft bestimmt (vgl. GÜLLICH & SCHMIDTBLEICHER, 1999).

Die Explosivkraft wird als Fähigkeit bezeichnet, einen möglichst steilen Kraftanstieg in einer kurzen Zeitspanne zu erreichen. Damit sind diejenigen Zeiträume gemeint, die 200 Millisekunden unterschreiten. Je kürzer die Kontraktionszeit, desto mehr hängt die Leistung vom steilen Kraftanstieg und umso weniger vom Kraftmaximum ab (vgl. GÜLLICH & SCHMIDTBLEICHER, 1999).

Niedrigdosierter und mit größeren Wiederholzungszahlen gestaltet sich die Komponente Kraftausdauer. Um sie klar von den anderen Trainingsmethoden abzugrenzen bedarf es einer Definition derselben. HARRE beschreibt die Kraftausdauer wie folgt: „Die Kraftausdauer ist die Ermüdungswiderstandsfähigkeit des Sportlers bei lang andauernden Kraftleistungen" (HARRE 1986, 134). Exakter ist die Definition von SCHMIDTBLEICHER: „Die Kraftausdauer ist als „die Fähigkeit, eine möglichst große Impulssumme (Kraftstoßsumme) in einer gegebenen Zeit gegen höhere Lasten zu produzieren" zu verstehen„ (SCHMIDTBLEICHER, 2003).

So wird die Kraftausdauerleistung von SCHMIDTBLEICHER 2003 als eine Belastung von längstens 2 Minuten und mehr als 50% des IRM (Einer-Wiederholungsmaximum) beschrieben. Hierbei wird die Kraftausdauer in zwei Komponenten aufgeteilt: Zum einen wird sie bestimmt durch die Fähigkeit, die Reduktion der Kraftstöße möglichst gering zu halten.. Zum anderen wird die Kraftausdauer durch die Größe der Einzelimpulse, die dem Maximal- bzw.- Explosivkraftniveau zugrunde liegen bestimmt. Legitimiert wird diese Fähigkeit durch die enzymatische Kapazität, also eine Verringerung der energiereichen Phosphate sowie die Reduktion der Flussrate sowie die Laktat- und H+-Ionenkonzentration (vgl. GÜLLICH & SCHMIDTBLEICHER, 1999).

2.2.2 Einflussgrößen

Auf alle angesprochenen Muskelaktionen nehmen nach SCHMIDTBLEICHER et al. sowohl tendomuskuläre, als auch neuronale und anthropometrisch-biomechanische Faktoren Einfluss (vgl. GÜLLICH & SCHMIDTBLEICHER, 1999). Weitere Komponenten, die Einfluss auf die Maximalkraft nehmen, sind motivationale sowie energetische Faktoren. Betrachten wir zunächst die morphologischen Einflussgrößen hinsichtlich der Maximalkraft, stellen sich notwendigerweise die Muskelmasse, die Filamentdichte und die Struktur der Muskelfaserzusammensetzung als vorrangig dar. Die Muskelmasse wird als Qualitätsmerkmal des Muskels hinsichtlich der maximal zu erbringenden Muskelkraft verstanden und durch den Muskelquerschnitt zu beschreiben versucht (vgl. BÜHRLE, 1989). Verschiedene Autoren belegen einen Zusammenhang zwischen Muskelquerschnitt und Maximalkraftniveau (vgl. HAVENER, 1970; WINTER, 1979). Dem gegenüber stehen Studien von Morris, der keine eindeutigen Aussagen zwischen Kraft und Muskelquerschnitt ermittelte (vgl. MORRIS, 1948). Die Filamentdichte wird durch die Anordnung der Muskelfilamente im Sarkomer bestimmt. Je kleiner die Abstände zwischen den Aktin- und Myosinfilamenten im Sarkomer sind, desto höher sind die Filamentdichte und die Anzahl der Querbrücken von Aktin zu Myosin. Dieser Umstand führt durch eine Erhöhung der Muskelspannung zu einer Verbesserung der Maximalkraft (vgl. WANG, 1999). Ob diese Dichte der Filamente trainierbar ist, lässt sich aufgrund der unterschiedlichen Ergebnisse diverser Studien nicht klar nachweisen (vgl. BÜHRLE, 1993, LARSSON, TESCH, 1986, PENMAN, 1970).

Verschiedene Muskelfasertypen leisten in verschiedenen Arbeitssituationen die Hauptarbeit durch unterschiedliche Eigenschaften hinsichtlich des Energieverbrauchs bei Muskelaktionen. Es werden nach bisherigem Kenntnisstand fünf Muskelfasertypen voneinander unterschieden, die sich bezüglich Energieverbrauch, Arbeitsdauer und Energieflussrate erheblich voneinander unterscheiden. Durch Betrachtung von Muskelgewebe in Lösungen unterschiedlicher Säuremilieus und bei Durchführung einer Myosin-ATPase-Reaktion lassen sich diese Typen unterscheiden. Bei einem PH-Wert von 10,6 lassen sich fast ausschließlich in den Typ-IIa-Fasern (fast-twitch) ATPase-Reaktionen nachweisen. Bei sauren Verhältnissen bei einem PH-Wert von 4,3 unter ansonsten identischen Verhältnissen zeigen nur langsame Muskelfasertypen eine ATPase-Reaktion (Typ-I-Fasern). Ein PH-Wert von 4,6 zeigt eine verzögerte Reaktion einzelner Typ-II-Fasern. Diese werden als Typ-IIb-Fasern bezeichnet (vgl. KOMI, 1994).

Die Muskelfasertypen weisen unterschiedliche Eigenschaften bei der Energieverwertung und der Energieflussrate auf. So enthalten langsame Muskelfasern (Typ-I-Fasern) mehr Mitochondrien mit Enzymen für die Kohlehydrat- und Fettverbrennung. Charakteristisch für Typ-I-Fasern sind der vorwiegend oxidative Energieumsatz, eine niedrige Energieflussrate, ein hoher Wirkungsgrad und eine hohe Ermüdungsresistenz. Die ATP-Regeneration wird vornehmlich durch Verbrauch von Laktat zu Pyruvat mit anschließender Oxidation in den Mitochondrien durchgeführt. Typ-II-Fasern sind vor allem gekennzeichnet durch die Anhäufung von Laktat aus dem Verbrauch des intramuskulären Glykogens. „Typ-II-Fasern regenerieren ihren ATP-Bedarf vornehmlich über die anaerobe Glykolyse mit dem Endprodukt des Lakats." (vgl. KOMI, 1994) Die geringe Anzahl an Mitochondrien lässt keine oxidative Regeneration des ATP-Bedarfs zu und führt über eine hohe Energieflussrate schnell zu einem Anstieg von Laktat und folglich durch eine ansteigende Konzentration von Wasserstoffionen und freiem Phosphat zur Ermüdung. Metabolisch liegen zwischen Typ-I- und Typ-II Fasern die intermediären Fasern des Typs-IIb (vgl. KOMI, 1994).

Rekrutiert werden die verschiedenen Muskelfasertypen je nach Belastungsintensität und Dauer. Dabei wird zunächst zwischen zwei Muskelfasertypen unterschieden.

Typ I-, die langsamen slow-twitch (im Folgenden ST-Fasern) und die schnellen Typ II – fast-twitch-Fasern (im Folgenden FT-Fasern). Diese unterscheiden sich. Bei niedrig intensiven Lasten werden zunächst die langsamen Typ-I-Fasern rekrutiert. Je höher die Intensität ist, desto mehr schnelle Typ-II-Fasern werden zur Kontraktion herangezogen. Hinsichtlich des Energiestoffwechsels wird weiter unterschieden in slow-oxidative- (im Folgenden SO-, Typ-I-Fasern), fast oxidative-glycolytic- (im Folgenden FOG-, Typ-IIa-Fasern) und fast-glycolytic-Fasern (im Folgenden FG-, Typ-IIb-Fasern) unterschieden. Desweiteren findet man Intermediärfasern (Typ IIC), die histochemisch schneller auf Antimyosine reagieren als langsame Muskelfasern. Für Muskelreflexe und Korrekturbewegungen sind besonders Typ-IIb-Fasern aktiv. Es wird angenommen, dass für Schnellkraftbelastungen sowohl Typ-I- als auch Typ-II-Fasern gleichzeitig rekrutiert werden. Noch ist nicht eindeutig bewiesen, ob sich grundlegende Unterschiede in der Muskelfaserzusammensetzung durch ein entsprechendes Training erreichen lassen. Zwar konnten Veränderungen von Typ-IIB zu Typ-IIA-Fasern, allerdings keine von Typ-II zu Typ-I-Fasern nachgewiesen werden (vgl. KOMI, 1994; GÜLLICH & SCHMIDTBLEICHER, 1999).

Neben den bisher genannten Einflussgrößen spielt bei muskulärer Belastung die Innervierung des Muskelgewebes von Motoneuronen des Rückenmarks eine entscheidende Rolle. So werden innerhalb einer motorischen Einheit, bestehend aus einer Nervenzelle, dem zugehörigen motorischen Axon gleich mehrere Muskelfasern innerviert. Je nach Muskel werden zwischen 5 und 2000 Muskelfasern nur einem Motoneuron zugeordnet. (vgl. HARTMANN & TÜNNEMANN, 1990). Je mehr Muskelfasern hier einer motorischen Einheit angehören, desto grober wird auch die Bewegungsqualität sein. Hierbei werden alle zu einem Motoneuron zugeordneten Muskelfasern gleichzeitig innerviert (vgl. GOLLHOFER et al., 2003). Langsame Muskelfasertypen werden hierbei vornehmlich von Nervenfasern mit niedriger Reizschwelle, schnelle Muskelfasertypen von Nervenfasern mit einer hohen Reizschwelle innerviert (vgl. KOMI 1994). Eine von KERNELL durchgeführten Studie am m. peroneus longus der Katze ergab die Schlussfolgerung, dass die Muskelfaserzusammensetzung nicht von der Innervierung, sondern von der Genetik und von der Belastungsart abhängen. Zwar ist es kaum möglich, langsame Muskelfasern in schnelle umzuwandeln, anders herum scheint es allerdings möglich (vgl. KERNELL, 1990). ST-Fasern zeigen bei einem ausgeprägten Hypertrophietraining verhältnismäßig weniger Querschnittzuwachs als FT-Fasern. Es scheint daher möglich, durch gezieltes Training den Flächenanteil der FT-Fasern am Muskelquerschnitt zu vergrößern. Durch diese Verschiebung verändert sich die Verteilung der verschiedenen Fasern bezüglich des Muskelquerschnitts und folglich auch die Funktionalität des gesamten Muskels (vgl. GÜLLICH & SCHMIDTBLEICHER, 1999).

Die neuronale Fähigkeit, einen möglichst großen Anteil an motorischen Einheiten zu aktivieren und in Folge eine größere Muskelkraft zu entfalten wird durch eine „willkürliche neuronale Aktivierungsfähigkeit" erreicht. Diese Aktivierungsfähigkeit kann von Untrainierten durch gezieltes Training von ca. 70% auf bis zu 95% gesteigert werden und wird durch Prozesse der Rekrutierung, Frequenzierung und Synchronisation determiniert (vgl. GÜLLICH & SCHMIDTBLEICHER, 1999). Dabei folgt die Aktivierung der motorischen Einheiten dem „Größenordnungsprinzip". So werden zunächst die kleinsten und schwächsten Muskelfasern rekrutiert. Mit zunehmender Last werden nach und nach gößere und stärkere Einheiten rekrutiert (vgl. ZATIORSKI, 2000). Erst bei etwa 90% der Maximalkraft werden die größten, stärksten Einheiten (Typ-II-Fasern) rekrutiert. Ab dieser Reizintensität wird ein weiterer Kraftanstieg durch die optimale Verwendung der rekrutierten Einheiten bestimmt. Da die „Time To Peak" (Kontraktionszeit vom Kontraktionsbeginn bis zur Kraftspitze) der schnellsten Einheiten mit 55-65 Millisekunden fast halb so lang ist, wie die der langsamsten Einheiten, kontrahieren die schnellen Einheiten teilweise noch vor den Langsamen, obwohl diese früher rekrutiert wurden (vgl. GOLLHOFER et al., 2003). Die Prozesse der Frequenzierung und Synchronisation nehmen ab etwa 90% der Maximalkraft den bedeutenden Stellenwert bezüglich der Kraftentfaltung ein, da in diesem Stadium alle motorischen Einheiten rekrutiert worden sind (vgl. WANG, 1999). Die Frequenzierung bezeichnet die Abstufung der Frequenzen der Aktionspotenziale, die vom Motoneuron an die Muskelfasern gelangen und Einzelzuckungen auslösen. Diese Innervationsfrequenz variiert anhängig von Muskelfaser- und Akivierungsart und bestimmt wesentlich den Kraftanstieg des Muskels. Während normalerweise Werte zwischen 10 und 60 Hz erreicht werden, kann es bei explosiver

Kraftentfaltung zu Werten um 100 Hz kommen. Die Maximalkraft wird bereits bei Werten um 50 Hz erreicht (Komi, 1994). Schlussfolgernd ist eine hohe Frequenz der Aktionspotenziale weniger für das Erreichen der Maximalkraft, sondern vielmehr für einen explosiven, besonders steilen Kraftanstieg verantwortlich (vgl. AGAARD et. al, 2002; SALE 1994).

Durchleuchtet man die energetischen Einflußfaktoren auf die konditionelle Grundeigenschaft Kraft, so scheint der Weg der Energieversorgung für das Erreichen eines maximalen Kraftwerts festgelegt zu sein. Den Haupteinflussfaktor sehen EHLENZ et. al im anaerob-alaktaziden Stoffwechsel (vgl. EHLENZ, 1995).

> „Maximalkraft-, Schnellkraft-, Reaktivkraft-Einsätze sind Angelegenheit des höchsten Energieflusses pro Zeit, also der Phosphatspaltung (ATP+KP) und der Phosphatspeichergröße (maximale Einsatzdauer 6-8s; im Einzelfall nach Trainingsanpassung bis 20s. […] Größe bzw. vergrößerte Phosphatspeicher sind also wesentlich für das Aufrechterhalten maximaler Kontraktionsintensitäten"(EHLENZ, 1995, S.49f).

2.2.3 Vorstellung verschiedener „Krafttrainingsmethoden" und deren Adaptionen

Kraftausdauertraining

Komponenten der Kraftausdauer sind Maximalkraft, Schnellkraft und Ermüdungsresistenz. (vgl. GÜLLICH & SCHMIDTBLEICHER, 1999).

Die Bandbreite zwischen Kraftausdauer und Hypertrophie liegt zwischen 30% und 80% der Maximalkraft (vgl. LAMES et al., 2003). SCHMIDTBLEICHER definiert die Kraftausdauer als eine Belastung von *längstens 2 Minuten mit einer Intensität von >50 % des IRM*. Trainingsreize für das Kraftausdauertraining werden *zwischen 60% und 80% der Maximalkraft bei 20 – 25 Wiederholungen* gesetzt. Die Belastungsformen von über 20-25 Wiederholungen unter einer Intensität von 50% des IRM sind laut SCHMIDTBLEICHER reine Ausdauerleistungen und nicht mehr dem Kraftausdauerbegriff zuzuordnen. (vgl. SCHMIDTBLEICHER, 2003).

Eine Verbesserung der Kraftausdauer geht entweder mit einer Leistungssteigerung hinsichtlich der Kraftkomponente oder einer Verbesserung der Ermüdungsresistenz einher. Besonders im Dehnungs-Verkürzungs-Zyklus nimmt die Kraftausdauer eine entscheidende Rolle ein. Hierbei können besonders durch reaktives Training mit Zusatzlasten eine Leistungssteigerung erreicht werden (vgl. GÜLLICH & SCHMIDT-BLEICHER, 1999).

Hypertrophietraining – Training mit submaximalen Lasten
Ziel des Hypertrophietrainings ist es, eine Vergrößerung des Muskelquerschnittes herbeizuführen. Es wird davon ausgegangen, dass dies vor allem durch einen möglichst hohen muskulären Spannungszustand, eine möglichst hohe H+-Konzentration und damit einhergehende Übersäuerung und Ausschöpfung der energiereichen Phosphate in der Muskelzelle erreicht wird, um ein Wachstum der Muskulatur auszulösen. Mikrotraumata gehen einem Neuaufbau der Sarkomere voraus. Laut Schmidtbleicher trainiert der Athlet bei einer Intensität zwischen 60% und 85% bei 6-20 Wiederholungen und 5-6 Serien. Zwischen den Serien sollte eine Pause von jeweils 2-3 Minuten gewählt werden. Die Kontraktionen werden langsam bis zügig ausgeführt. Die Arbeitsweise der Muskulatur kann konzentrisch oder exzentrisch erfolgen. Mikrotraumata werden laut den Autoren mit exzentrischer Kontraktionsweise effektiver ausgelöst als während konzentrischen Kontraktionen. Diese Methode dient der Heranführung an das Training mit maximalen Lasten und zur Vergrößerung der Muskelmasse im Allgemeinen (vgl. GÜLLICH & SCHMIDTBLEICHER, 1999).

Durch ein Training mit submaximalen Lasten werden die folgenden kurzfristigen und langfristigen histochemischen und biochemischen Adaptionen im Skelettmuskel erreicht: Die Hauptenergie während eines Hypertrophietrainings liefern die energiereichen Phosphate ATP und Kreatinphosphat (vgl. KEUL et al., 1978). Kurzfristige vorrangige Anpassungen an ein Hypertrophietraining sind eine Abnahme des muskulären Gehalts an Adenosintriphosphat, Kreatinphosphat (vgl. TESCH, 1987). Die Intensität eines Hypertrophietrainings setzt die Rekrutierung aller Muskelfasern voraus. So werden ST-Fasern wie auch FT-Fasern zur Kraftentfaltung hinzugezogen. Allerdings wurde ein weitaus höherer Glykogenabbau innerhalb der FT-Fasern festgestellt (vgl. KOMI et al., 1993), was darauf hinweisen könnte, dass *bei sehr intensiven Belastungen vornehmlich FT-Fasern zur Kraftentfaltung herangezogen werden*. Studien belegen eine Verschiebung der FT-Fasern von Typ-IIb zu Typ-IIa Fasern (GUSTAVSSON, et al., 1990). Im Zuge eines Hypertrophietrainings werden schon nach kurzfristigen Trainingsphasen Maximalkraftzuwächse erreicht. Dies lässt sich durch eine anfängliche Optimierung der Kraftproduktion erklären, welche vermutlich auf einer neuronalen Ebene stattfindet, da noch keine Querschnittzuwächse zu verzeichnen sind (vgl. KOMI et al., 1993).

Nach KOMI wird vermutet, dass Hypertrophietraining *kurzfristig* möglicherweise zu einer Reduktion der Sauerstoffextraktionfähigkeit führen kann, was eine Einschränkung der aeroben Leistungsfähigkeit bedeuten könnte (vgl. KOMI et al., 1993).

Auf Grund der Erhöhung des Muskelquerschnitts sind mehr kontraktile Elemente vorhanden, dadurch kann der Muskel mehr Kraft erzeugen Auch die Kraftausdauer wird in geringem Maße durch submaximale Kontraktionen verbessert (vgl. KOMI et al., 1993). Im Gegensatz zur maximalen Trainingsmethode sind die neuronalen Anpassungen gering und das entscheidende Moment bei dieser Trainingsform bleibt die Zunahme an Muskelmasse (vgl. GÜLLICH & SCHMIDTBLEICHER, 1999; SCHMIDTBLEICHER 2003). Bei submaximalen Belastungstests wurde eine erhöhte Laktatkonzentration im Blut nachgewiesen. Ähnliche Ergebnisse ergaben die Studien von DANIELLE et al. (2005). Sie stellten eine signifikante Verbesserung des 1 IRM durch ein Hypertrophietraining der Beinstreckmuskulatur fest. Die Peak Power als der größte gemessene Kraftwert während eines Stufentests verbesserte sich signifikant von 305 ±14 W auf 315 ±16W (vgl. GÜLLICH & SCHMIDTBLEICHER, 1999; SCHMIDTBLEICHER, 2003).

Training mit maximalen Lasten

Es werden Intensitäten von 90-100% bei 1-3 Wiederholungen innerhalb einer Trainingsserie gewählt. Pro Muskelgruppe und Trainingseinheit werden in 3-6 Serien trainiert. Dabei sollte die Serienpause mindestens 6 Minuten betragen. Die Bewegungsausführung erfolgt explosiv. Nach 4-6 Wochen sollte ein Methodenwechsel stattfinden, um weiterhin adäquate Reize zu setzen. Zusätzlich zum allgemeinen Training sollte nur eine zusätzliche Krafteinheit mit maximalen Lasten gewählt werden (vgl. SCHMIDTBLEICHER & SANDIG, 2006).

„Die Methoden der maximalen, explosiven Kontraktionen lösen vorrangig Anpassungen in der willkürlichen neuromuskulären Aktivierungsfähigkeit aus, die wiederum mit Steigerungen insbesondere in der Explosivkraft einhergehen" (vgl. GÜLLICH & SCHMIDTBLEICHER, 1999). Durch ein Training mit maximalen Lasten werden vorwiegend die neuronale Ansteuerung, sowie die willkürliche Aktivierung neben Voraktivierung, Reflexaktivierung und Inhibitionsabbau verbessert. Es wird eine Vergrößerung des Muskelquerschnitts sowie des Muskelfaseranteils mit Fast-Twitch-Fasern erreicht. Die Elastizität des Muskels mit Sehnen wird vor allem durch supramaximale exzentrische Kontraktionen aber in geringerem Maße auch mit maximalen Kontraktionen (90 – 100 %, explosiv) verbessert. Durch die schnelle Kraftentfaltung während bzw. vor einer Muskelkontraktion stellen sich auch innerhalb der Schnellkraft mit Hilfe des Maximalkrafttrainings hochgradige Verbesserungen ein. Dabei wird der größte Anteil der Schnellkraft durch die Explosivkraft bestimmt (vgl. GÜLLICH & SCHMIDTBLEICHER, 1999).

Nach COYLE (2000) findet sich bei der Rekrutierung der Muskelfasern *kein Unterschied* zwischen einer Ausdauer- und einer kraftbetonten Belastung. Bei maximalen Ausdauerbelastungen werden nach COYLE (2000) vornehmlich Typ-IIb-Muskelfasern rekrutiert, bei 65% Vo2max hauptsächlich Typ-I und Typ-IIa-Fasern. Hierbei scheint für die Kraftproduktion vor allem eine höhere Frequentierung der Muskelfasern von Bedeutung zu sein. Innerhalb der Untersuchungen von IZQUIERO et al. (2003) bezüglich maximaler und submaximaler Ausdauerleistungen wiesen die Probanden eine verbesserte Maximalleistung um p<0,001 auf (IZQUIERO, M et al., 2003).

Reaktivkrafttraining
Die Reaktivkraft wird vornehmlich durch Countermovement Jumps (langer DVZ) sowie Drop Jumps (kurzer DVZ) trainiert. Hierbei gilt es die neuromuskuläre Aktivierung anzusprechen, was impliziert, dass bei jedem Versuch eine möglichst hohe Intensität erreicht werden muss, um adäquat zu trainieren. Im Fall des Radsportlers, wäre hier ein Training ausgerichtet auf den langen DVZ angeraten (Countermovement Jumps, siehe Tabelle). Innerhalb der Sätze sollten dabei Pausen von mehr als 6 Sekunden eingelegt werden (vgl. GÜLLICH & SCHMIDTBLEICHER, 1999).

Tabelle 1 (GÜLLICH & SCHMIDTBLEICHER, 1999, S. 231)

Reaktive Methoden	kurzer DVZ (Drop Jump)	lange DVZ (CMJ)
Reizintensität (Last in % des 1er Maximums)*	0%	0%
Reizintensität (%) der maximalen Sprungleistung: DJ - h/tk, CMJ - h)	100%	100%
Wiederholung pro Serie	10 bis 12	10 bis 12
Pause zwischen Wiederholungen	≥ 6 sec.	≥ 8 sec.
Serien pro Trainingseinheit (pro Muskelgruppe)	3 bis 5	3 bis 5
Serienpause	≥ 10 min	≥ 10 min
Kontraktionsgeschwindigkeit	explosiv	explosiv
Kontraktionsdauer	≤ 170 msec	≤ 400 msec

Die Schnellkraft wird im Dehnungsverkürzungzyklus mit dem Begriff „Reaktivkraft" bezeichnet (GÜLLICH & SCHMIDTBLEICHER, 1999). Hierbei nimmt die Fähigkeit der Muskulatur, in möglichst kurzer Zeit eine große Kraft entgegengerichtet zu einer zuvor nachgebend abbremsenden Bewegung entfalten zu können (FREY & HILDENBRAND, 2002). Einer exzentrische Muskelbelastung folgt eine konzentrische Kontraktion. Während der exzentrischen Muskelbelastung wird der Muskel gedehnt, um im Anschluss zu kontrahieren (KOMI,1985).

3. Disziplinen des Radsport und seine Anforderungen an die Athleten

3.1 Disziplinen im Radsport

Der Begriff Radsport fasst verschiedene Disziplinen zusammen, die alle ausschließlich auf dem Rad ausgeführt werden. Es wird zunächst unterschieden in Straßenradsport und Bahnradsport.

Innerhalb des Straßenradsports wird weiter zwischen Ein-Tages-Rennen und Etappenrennen unterschieden. Ein-Tages-Rennen weisen teilweise Streckenlängen von bis zu maximal 250 Kilometern auf. Mehrtägige Touren werden in Etappen ausgetragen, wie die Tour de France und der Giro d'Italia. Dabei variieren die Streckenprofile stark. Sie reichen von gänzlich flach bis, wie beispielsweise bei einer Bergetappe, fast ausschließlich ansteigend. Je mehr Sprints innerhalb eines Rennens vorkommen oder je mehr Berge innerhalb des Streckenprofils liegen, desto höher werden die Kraftimpulse, die ein Radsportler aufbringen muss.

Im Bahnradsport werden die Radrennen auf einer Radrennbahn ausgetragen. Hier werden Kurzzeit- wie Ausdauerdisziplinen gefahren. Die Sprintdisziplinen erstrecken sich hierbei über 500 Meter bis 2000 Meter. Der Ausdauerbereich umfasst 3000 Meter bis 40 Kilometer von der Einer-Verfolgung bis hin zum Punktefahren (vgl. SANDIG et al., 2010).

3.2 Anforderungsprofil und Leistungsprofil des Radsport

Der Straßenradsport stellt den Athleten vor eine vielschichte Aufgabe. Innerhalb eines Straßenrennens benötigen die Sportler auf unterschiedlichem Terrain und in unterschiedlichen Rennsituationen, wie Windschattenfahren oder Attacken, nahezu jeden Stoffwechselweg, den ihr Organismus zur Verfügung stellt und eine unterschiedliche Ausschöpfung ihres Kraftpotenzials.

Die Straßenrennen sind im Gegensatz zu anderen Ausdauerdisziplinen, wie Marathon oder Triathlon, durch eine intermittierende Belastung gekennzeichnet. Es wechseln sich ruhige Phasen des Rennens, in denen niedrige Belastungen abgefragt werden (flacher Streckenabschnitt in geschütztem Fahrerfeld) mit hochintensiven Abschnitten (Spitzengruppe, Attacke) ab, in denen eine schnelle Umstellung auf eine intensive Arbeit, wie direkte Abfrage hoher Kraftfähigkeiten gefordert wird. Dabei wurden in der Spitzengruppe Widerstande von 1,5-fachen Werten im Vergleich zum Hauptfeld und von 3-8-fachen Widerstandswerten im Vergleich zum Hauptfeld (um 200 Watt) ermittelt (vgl. VOGT, 2005).

Eine Prognose zur Trainingsgestaltung wird von KETTMANN schon 1983 dahingehend gewagt, als dass er nicht nur die Ausdauerkomponente als Grundlage in den Fokus rückt, sondern vor allem auch die auf das Pedal ausgeübte Kraft. In der folgenden Abbildung wird die Veränderung der Art der Belastung auf das Pedal dargestellt (vgl. KETTMANN, 1983):

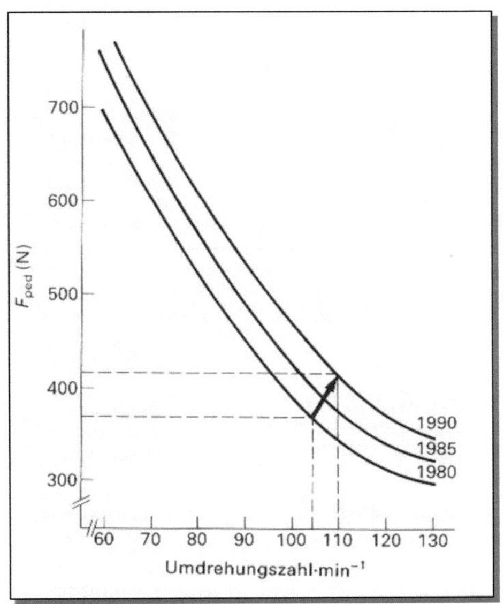

Abbildung 3: Abhängigkeit der auf das Pedal ausgeübten Kraft Fped von der Tretgeschwindigkeit bzw. von der Umdrehungszahl bei Radfahrern mit gleichem Leistungsniveau. (KETTMANN, 1983)

Es wird deutlich, dass die Sportart eine nicht nur höhere Umdrehungszahl, sondern auch eine erhöhte zu erbringende Kraft auf das Pedal fordert, um weiterhin eine Geschwindigkeitserhöhung zu erreichen. So stellte COAST et al. (1986) fest, dass die richtige Übersetzung beim Radfahren die entscheidende Komponente darstellt, um die optimale Leistung abzurufen. Als Optimum werden im Radsport Trittfrequenzen zwischen 80 und 120 Umdrehungen pro Minute verstanden. Ein Krafttraining erscheint unausweichlich für die Leistungssteigerung. Bei der Trainingsgestaltung kann sich aufgrund der Art der Streckenprofile und entsprechender Belastungsanforderungen an die Athleten nicht an Durchschnittswerten orientiert werden. Die unterschiedlichen Belastungsphasen müssen nach SANDIG hinsichtlich Dauer und Intensität aufgeschlüsselt werden (vgl. SANDIG et al., 2010).

So erarbeiten VOGT et al. 3 Hauptzonen, in denen sich die Radsportler hauptsächlich während eines Straßenrennens bewegen:

Niedrige Belastungen *unterhalb der aeroben Schwelle* nehmen *mit 58%* und einem geringen Einfluss auf die Kraftfähigkeiten den Hauptteil des Rennens ein.

Moderate Belastungen *zwischen aerober und anaerober Schwelle* und einem mittleren Einfluss der Kraft fordern den Radsportler in *14%* des Rennens.

Hohe Belastungen, wie bei Attacken oder bei Antritten machen einen Anteil von *28%* des Rennens aus. Hierbei spielen die Kraftfähigkeiten bei Widerständen um 1.000 Watt eine leistungsentscheidende Rolle. Die Belastungsbeanspruchungen befinden sich im *anaeroben Bereich* der Sportler (VOGT, 2005 et al., 2010). In 42% der Gesamtbelastung nehmen die Kraftfähigkeiten eine moderate bis entscheidende Rolle bezüglich der Wettkampfleistung ein.

Diese Werte lassen den Schluss zu, dass im Straßenradrennen eine höhere Kraftfähigkeit infolge eines Krafttrainings, welches die Ausdauerfähigkeit nicht maßgeblich reduziert, einen entscheidenden Ausbau des Leistungsniveaus darstellt.

3.3 Diskussion der Trainingsmethode „Kraft mit Rad"

Einige Autoren bedienen sich Erfahrungswerten und empfehlen spezifisches „Krafttraining" für den Radsportler. Sie greifen auf Trainingsmethoden auf dem Rad zurück und arbeiten mit hohen Übersetzungen beim Schalten, gerade am Berg oder bei Sprints. Der Bund Deutscher Radfahrer empfiehlt ein radsportspezifisches „Kraftausdauertraining" im Belastungsbereich zwischen 2-3 mmol/l Laktat auf 1-5 km und 1-6 Wiederholungen. Auch andere Autoren empfehlen Belastungen, von >2 Minuten

Dauer und o.g. Laktatwerten, wie hier z.B. LINDNER (2005): Er empfiehlt ein 20-120 minütiges Training auf dem Rad bei 2-3 mmol/l Laktat innerhalb einer in Serien aufgeteilten Trainingseinheit. Nach GÜLLICH & SCHMIDTBLEICHER (1999) entsprechen diese Trainingsempfehlungen keinem Kraftausdauertraining, welches sich laut Definition im Bereich von unter 2 Minuten oder 30 Wiederholungen ausgeführt wird. Vielmehr sind diese Methoden als intensive Ausdauertrainingsmethoden zu verstehen, die nur auf niedrigem Trainingsniveau des Trainierenden einen entscheidenden Trainingseffekt bezüglich der Kraftfähigkeiten erwarten lassen.

4. Muskuläre Anpassungsvorgänge von Kraft- und Ausdauertraining

4.1 Anpassungen durch Ausdauertraining

Nach GROSSER et. al weisen Probanden eine Vermehrung und Vergrößerung sowie eine Verdichtung der Mitochondrien auf. Innerhalb der Mitochondrien fand man vermehrt aerobe Enzyme. Neben einer Vergrößerung der Substratspeicher und einer Vermehrung der Myoglobine stellte man eine verbesserte Kapillarisierung bei den Probanden fest (GROSSER et al., 2001).

Die Studien von BAUMANN weisen eine *Abnahme von Typ-IIx-Fasern* von 13% auf 9% durch ein alleiniges Ausdauertraining nach, ohne dass eine Zunahme von Typ-I-Fasern oder Typ-IIa-Fasern stattgefunden habe (BAUMANN, 1987). Untersuchungen von KRAEMER dagegen stellen eine *Zunahme der Typ-IIc- und Typ- IIa-Fasern* und eine *Reduktion der Typ-IIb-Fasern sowie eine Reduktion der Typ-I- und Typ-IIc-Querschnittfläche* fest (KRAEMER, 1995).

4.2 Anpassungen durch Krafttraining

Wie zuvor in dieser Arbeit vorgestellt, läßt sich durch Hypertrophietraining eine *Verschiebung der FT-Fasern von Typ-IIb- zu Typ-IIa-Fasern* (GUSTAVSSON et al., 1990) feststellten. Diese Ergebnisse wurden 5 Jahre später auch von KRAEMER et. al nachgewiesen (vgl. KRAEMER et. al, 1995).

Nach kurzfristigen Trainingsphasen werden bereits Maximalkraftzuwächse verzeichnet, die vermutlich auf neuronale Anpassungen zurückzuführen sind, da noch keine Querschnittzuwächse zu verzeichnen sind (vgl. KOMI et al., 1993).

GROSSER und Kollegen weisen außerdem eine Abnahme der Mitochondriendichte und eine Glykogenvermehrung in den Typ-II-Fasern, sowie eine Vermehrung der anaeroben Enzyme im Zellplasma ohne Einfluß auf die glykolytischen und oxidativen Enzyme nach. Die Kapillaranzahl in der Muskelfaser nimmt während dieser Studie bei den Probanden ab (GROSSER et al., 2001).

KRAEMER et al. weisen eine vermehrte Zunahme der Typ-I, Typ-IIc- und Typ-IIa-Fasern im Verhältnis zu einem reinen Ausdauertraining nach (vgl. KRAEMER et. al, 1995).

5. Auswirkungen eines begleitenden Krafttrainings auf die Ausdauerleistung

5.1 Überblick

Tabelle 2: Übersicht über die Studienaussagen

Studie	Probanden	Zusätzliches Krafttraining	Ergebnisse
Dudley/Djamil 1985	untrainiert	Schnellkrafttraining	Vo2max mit zusätzlichem Krafttraining im Vergleich zu alleinigem Ausdauertraining unverändert
Hickson 1988	trainiert	Krafttraining mit maximalen Lasten	80-85% der Vo2max unverändert, Verbesserung der Leistung zu Erschöpfung bei 100% der Vo2max
Kraemer 1995	trainiert	Hypertrophietraining, Training mit maximalen Lasten	Krafttraining im Vergleich zu alleinigem Ausdauertraining unverändert
McCarthy 1995	untrainiert	Maximalkrafttraining	Vo2max mit zusätzlichem Krafttraining im Vergleich zu alleinigem Ausdauertraining unverändert, minimal bessere Werte als Ausdauergruppe
Paavolainen 1999	trainiert	Schnellkrafttraining (hohe Wiederholungszahl)	Verbesserung der 5-km-Laufzeit, Verringerung der Bodenkontakzeiten
Bastiaans 2001	trainiert	Schnellkrafttraining	Verbesserung der Kurzzeitausdauer (unter 30 Sec)
Hoff 2002	trainiert	Hypertrophietraining	Verlängerung des Langlaufs bis zur Erschöpfung
Leveritt 2003	mäßig trainiert	Hypertrophietraining	Vo2max mit zusätzlichem Krafttraining im Vergleich zu alleinigem Ausdauertraining unverändert
Izquiero 2004/2005	untrainiert	Hypertrophietraining Schnellkarfttraining	Wmax mit zusätzlichem Krafttraining im Vergleich zu alleinigem Ausdauertraining unverändert
Chtara 2005	trainiert	Kraftausdauertraining 30-40	Verbesserung der 4-km-Laufzeit, Verbesserung der maximalen aeroben Laufgeschwindigkeit, Verbesserung der Vo2max

5.2   Genaue Betrachtung

Die Studien von DUDELY/DJAMIL untersuchen die Auswirkungen von Schnellkraft-training an einem Dynamometer auf die Ausdauerleistungsfähigkeiten. Dabei wurden keine Effekte von zusätzlich zu einem Ausdauertraining absolviertem Krafttraining festgestellt.

Über 7 Wochen wurden 22 *untrainierte* Probanden unterschiedlichen Trainingsdesigns unterzogen. Sie wurden in eine Ausdauer- eine Kraft- und eine Kraft-/Ausdauergruppe eingeteilt und entsprechend trainiert. Die Probanden der Ausdauergruppe absolvierten 5x5 Minuten intensive Belastungen nahe Vo2max und ein Intervalltraining an drei Tagen in der Woche. Innerhalb der Kraftgruppe trainierten die Probanden die Bein-strecker 2x30s bzw. 2x26-28 Kontraktionen am Dynamometer mit einer Pause von 5 Minuten zwischen den Trainingssätzen an drei Tagen in der Woche.

Gruppe drei der Trainierenden absolvierte beide Trainingsformen im Wechsel an 6 Tagen in der Woche. Es wurden keine signifikanten Unterschiede zwischen den Verbesserungen der Ausdauer- und der Kraft-/ Ausdauergruppe hinsichtlich der Vo2max festgestellt (vgl. DUDLEY & DJAMIL, 1985).

HICKSON und Mitarbeiter arbeiteten 1988 die positiven Effekte eines Maximalkraft-trainings auf die Ausdauerleistung bis zur Erschöpfung heraus. 8 Probanden, alle trainiert, wurden über 10 Wochen einem Training mit maximalen Lasten (hinführend beginnend bei 80% des IRM) ausgesetzt, welches jeweils vor dem Ausdauertraining in einem Abstand von mindestens einer Stunde an drei Tagen in der Woche durchge-führt wurde. Dabei wurden Kniebeugen, Beinstrecker und Beinbeuger sowie Waden-heber trainiert. Zwischen den Trainingseinheiten wurde mindestens ein Tag Ruhe gehalten und nicht trainiert. In der Kontrollgruppe wurde das Ausdauertraining wie gewohnt fortgeführt. Die Effekte wurden mithilfe von Vo2max-Stufentests auf dem Laufband und Radergometer, IRM-Beinkraft, Radfahren bis zur Erschöpfung bei Vo2(80-85%) sowie einem 10km-Testlauf in möglichst kurzer Zeit erreicht. Außerdem wurde der Oberschenkelumfang und Körperfettanteil gemessen, die Muskelfaserzusammensetzung, der Muskelquerschnitt und die Laktatwerte bestimmt.[6] Die Leistungen der Kraft/Ausdauergruppe verbesserten sich beim Radergometer um 11 % und auf dem Laufband um 13 %. Die Laktatwerte blieben dabei unverändert. Signifikante Verbesserungen um 20 % wurden bei der Ausdauerarbeit bis zur Erschöpfung festgestellt. Die Ergebnisse des Lauftests lassen ebenfalls eine Tendenz der Verbesserung erkennen, werden allerdings nicht in die Analyse mit einbezogen, da zwei Probanden verletzt ausschieden. Die Probanden der Kraft/Ausdauergruppe erfuhren keine Zunahme des Körpergewichts und des Oberschenkelumfangs und auch keine Veränderung des Körperfettanteils und der Vo2max (HICKSON et al, 1988).

KRAEMER et al. konnten im Gegensatz zu Hickson 1995 keine positiven oder negativen Effekte von Maximalkrafttraining[7] auf die Ausdauerleistung feststellen. 35 Probanden wurden für 12 Wochen in unterschiedlichen Gruppen auf verschiedene Weise trainiert: *Gruppe 1* trainierte in 4 Trainingseinheiten pro Woche, wobei 2 Einheiten aus einem intensiven Dauerlauf über 40 Min bei etwa 80-85% /Vo2max und 2 Einheiten aus einem Intervalltraining mit 200 bis 800m bestanden. *Gruppe 2* trainierte die Kraftfähigkeiten in 4 Einheiten, die auf 2 Einheiten mit 3x10 Wiederholungen und 2 Einheiten mit 5x5 Wiederholungen aufgeteilt wurden. *Gruppe 3* absolvierte beide Trainingskonzepte, wobei die Trainingsdichte auf nur ein hochintensives Training pro Tag beschränkt wurde. *Gruppe 4* trainierte ebenfalls wie *Gruppe 1* und *Gruppe 2*, reduzierte den Kraftanteil allerdings auf ein Oberkörpertraining. Weiterhin wurde eine Kontrollgruppe zur Muskelbiopsiemessung herangezogen. Um die Auswirkungen auf die Leistung der Probanden zu testen wurde der IRM der Übungen Bankdrücken, Beinpresse, Beinstrecker bestimmt, ein Vo2max-Stufentest auf dem Laufband, ein Serum-Testosteron und Cortisol genommen, die anaeroben Fähigkeiten auf dem Ergometer getestet und die Muskelfaserzusammensetzung bestimmt.

Wie erwartet verbesserten sich alle Kraft- bzw. Kraft-/Ausdauergruppen im IRM, *Gruppe 4* verbesserte sich natürlich in IRM-Beinübungen-Tests. Die Vo2max-Tests stellten signifikante Verbesserungen aller Gruppen, ausgenommen *Gruppe 2*, fest. Die

---

[6] Messungen der Muskelfaserzusammensetzung im m.vastus lateralis (lateraler Anteil des m.quadriceps femoris)
[7] In dieser Studie wurde das Maximalkrafttraining durch ein Training mit maximalen Lasten und ein Hypertrophietraining umgesetzt.

Unterschiede der Gruppen zueinander waren hierbei verschwindend gering. Die anaerobe Leistung verbesserte sich erheblich bei *Gruppe 2*. *Gruppe 3* verschlechterte sich nicht, im Gegensatz zu den restlichen Trainingsgruppen. Durch die verschiedenen Trainingsarten verschob sich die Muskelfaserzusammensetzung wie folgt:

Gruppe 1:   - Zunahme Typ-IIc- und IIa-Fasern
             - Reduktion Typ-I-, Typ-II-Querschnittsfläche
Gruppe 2:   - Abnahme Typ-IIb-Fasern
             - Zunahme Typ-IIa-Fasern
             - Zunahme Typ-I-, Typ-IIa-, IIc-Querschnittfläche

Gruppe 3:   - Abnahme Typ-IIb-Fasern
             - Zunahme Typ-IIa-Fasern
             - Zunahme Typ-II-a-Querschnittsfläche

Die verhältnismäßig größte Zunahme des Querschnitts von Typ-I-, Typ-IIa und Typ-IIc-Muskelfasern bei konnte man *Gruppe 2* feststellen[8](KRAMER et al., 1995).

Es ergaben sich keine signifikanten Verbesserungen hinsichtlich der Vo2max durch zusätzliches Training mit maximalen Lasten für die Probanden der Studie von MCCARTHY et al., 1995. Es wurden 30 *untrainierte männliche* Probanden in drei Gruppen eingeteilt und unterschiedlichen Trainingsprogrammen unterzogen.

Gruppe 1 trainierte die Kraftfähigkeiten mit 3x6 RM mit einem konstant bleibenden Gewicht. Es wurden die Beinbeuger und -strecker, Fußstrecker und der Oberkörper trainiert. Die Einheiten wurden an 3 Tagen in der Woche absolviert und mindestens durch einen Ruhetag zeitlich getrennt. *Gruppe 2* absolvierte ausschließlich ein Ausdauertraining mit 50 Minuten Dauerbelastung auf dem Ergometer bei 70% der maximalen Herzfrequenz an ebenfalls 3 Tagen in der Woche. *Gruppe 3* kombinierte beide Trainingsprogramme miteinander. Sie wurden immer am selben Tag durchgeführt mit einem Abstand von 10-20 min. Die Abfolge von Kraft- und Ausdauertraining wurde an jedem Trainingstag getauscht. So einstanden 3 Trainingseinheiten an 3 Tagen in der Woche. Um die Trainingseffekte zu messen, wurden isokinetische und isometrische Maximalkraftmessungen der Kniestrecker durchgeführt. Weiterhin wurden die IRM-squat-Kraft, die Sprunghöhe und die Schnellkraft bei einem Counter-Movement-Jump, die Vo2max per Stufentest auf dem Ergometer ermittelt.

---

[8] siehe Kapitel 2.2-Die konditionelle Grundeigenschaft Kraft/Einflussgrößen

Es ergaben sich keine anthropometrischen Veränderungen durch ein zusätzlich zum Ausdauertraining durchgeführtes Krafttraining, außer einer Vergrößerung des Oberschenkelumfangs bei *Gruppe 1* und *2*. Die Kraftwerte sowie die Sprunghöhen verbesserten sich, wie zu erwarten nur bei *Gruppe 1* und *2*. Die Verbesserungen der Werte bezüglich der Vo2max ließen sich ausschließlich auf das Training von *Gruppe 2* und *3* zurückführen. Dabei wurden kaum Unterschiede hinsichtlich der Verbesserungen zwischen den beiden Gruppen ermittelt (MCCARTHY, 1995).

Auch ein „Schnellkraft"-Training („Reaktivkrafttraining") mit hohen Wiederholungszahlen scheint nach PAAVOLAINEN et al. mit einem positiven Effekt bezüglich der Ausdauerleistung verbunden zu sein. Die positiven Adaptionen beschränkten sich auf die 5km-Laufzeit, eine Verringerung der Bodenkontaktzeiten, eine Verbesserung der 20m-Sprintzeit, verbesserte VMART und die 5-Sprungweite. Innerhalb der Kontrollgruppe wurden sogar verlängerte Bodenkontaktzeiten gemessen. Die Vo2max verbesserte sich innerhalb der Kontrollgruppe wie erwartet. Die übrigen Werte blieben konstant. Innerhalb der Expertengruppe wurden über 9 Wochen 18 trainierte Läufer zu 68% einem Ausdauertraining bei 84% unterhalb und 16% über der anaeroben Schwelle und zu 32% einem Schnellkrafttraining unterzogen. Die Kontrollgruppe trainierte zu 3% die Schnellkraftfähigkeiten und zu 97% die Ausdauerfähigkeiten. Das Schnellkrafttraining beinhaltete Knieflexion und –extension, Beinpresse, Kurzsprints, Countermovement-Jumps, Drop-Jumps und Einbeinsprünge mit 30-200 Wiederholungen bei 0-40% des IRM (PAAVOLAINEN et al., 1999).
Ebenfalls positive Auswirkungen infolge eines Schnellkrafttrainings bei trainierten Probanden arbeiteten BASTIAANS et al. heraus. Es wurden 14 trainierte Radfahrer über 9 Wochen einem Schnellkrafttraining mit 4x 30 Wiederholungen squats, Beinpresse, einbeinige Stufenschritte und leg pull unterzogen, wobei das Ausdauertraining reduziert durchgeführt wurde. Die Kontrollgruppe absolvierte weiterhin ausschließlich Ausdauertraining. Der Haupteffekt, der bei der Expertengruppe auffiel, war die im Gegensatz zur Kontrollgruppe nicht verschlechterte Kurzzeitleistung. Die Veränderungen bei Tests zur simulierten Zeitfahrleistung ergaben nach 4 Wochen eine Verbesserung der Expertengruppe. Diese Werte relativierten sich allerdings nach 9 Wochen (BASTIAANS, et al., 2001).

HOFF und Mitarbeiter konnten positive Auswirkungen von zusätzlichem Krafttraining auf die Ausdauerleistung von Skilangläufern feststellen. 10 trainierte Skilangläuferinnen mit Krafttrainingsvorerfahrung wurden in der Expertengruppe einem Ausdauertraining (Lauf/Skilanglauf) an 3 Tagen in der Woche und einem Krafttraining an einem Skilanglaufergometer (Doppelstock) für 45 min pro Woche und einer Intensität von 3x6x85% des IRM (explosiv) unterzogen. Die Leistung wurde über verschiedene Tests ermittelt: Vo2max (Laufband), Blutlaktat, IRM (Doppelstock), peakforce und time to peak force (10-90%/peakforce), Vo2max Oberkörper, work-economy (Doppelstock) bei maximaler aerober Geschwindigkeit, Skilanglauf bis zur Erschöpfung (maximale aerobe Geschwindigkeit). Signifikante Verbesserungen ergaben sich bei der Expertengruppe hinsichtlich der Maximalkraft um 9,9%, der peak force (80%IRM) um 34%, der time to peak force, einer Verlängerung der Skilanglaufleistung bis zur Erschöpfung um 56 % (Kontrollgruppe um 25%) und einer signifikanten Verbesserung der work economy. Bei beiden Gruppen veränderten sich die folgenden Werte nicht: Laktat, Körpermasse, Vo2max, Vo2maxOberkörper (HOFF et al., 2002).

2003 ermittelten LEVERITT und Mitarbeiter bei ihren Studien keine positiven oder negativen Auswirkungen von einem begleitenden Ausdauertraining auf die Ausdauerleistung.

Es wurden 26 unsystematisch trainierte Studenten und Hobbysportler über 6 Wochen in 3 Gruppen aufgeteilt. Die Probanden der Kraftgruppe trainierten an drei Tagen in der Woche 3x8-6-4 beziehungsweise 3x10-8-6 Wiederholungen die Beinstrecker, Kniebeuger und den Oberkörper. Innerhalb der Ausdauergruppe wurden 5x5 Minuten intervallartige Trainingseinheiten auf dem Ergometer absolviert. Die dritte Gruppe kombinierte beide Trainingsinhalte und trainierte an 6 Tagen in der Woche, wobei sich das Krafttraining jeweils unmittelbar an das Ausdauertraining anschloss. Getestet wurde die Maximalkraft der Beine, die Vo2max per Stufentest sowie die anaerobe Leistung. Bei allen Tests wurden keine signifikanten Unterschiede der Adaptionen zwischen den verschiedenen Trainingsgruppen festgestellt. Es wird allerdings in Frage gestellt, ob diese Ergebnisse evtl. auf Schwächen der Statistikmethoden zurückgeführt werden könnten (LEVERITT, 2003).

Auch IZQUIERO und Mitarbeiter konnten keine signifikanten Effekte eines begleitenden Krafttrainings auf die Ausdauerleistung feststellen.

Die Probanden wurden auch hier in drei Trainingsgruppen aufgeteilt und über 16 Wochen trainiert. Es handelte sich dabei um 31 untrainierte Männer zwischen 65 und 74 Jahren. Die Probanden der Kraftgruppe trainierten Arme, Beine und alle großen Muskelgruppen an zwei Tagen in der Woche mit einer Intensität von 50-70% in drei Serien mit 10-15 Wiederholungen. Nach 8 Wochen wechselte das Trainingsprogramm zu 3-5 Sätzen mit 10-15 Wiederholungen bei einer Intensität von 70-80%. Das Trainingsprogramm der Ausdauergruppe enthielt ein Radergometertraining von 30-40min bei 60 rpm mit steigender Belastung und zusätzlichem Intervalltraining ab Woche 8. Die dritte Gruppe kombinierte beide Trainingsinhalte mit halbierter Trainingsdichte. So absolvierten die zugehörigen Probanden eine Krafttrainingseinheit und eine Ausdauereinheit pro Woche mit den gleichen Inhalten wie die jeweiligen „Spezialistengruppen". Die Ausdauerleistung verbesserte sich bei allen Probanden der verschiedenen Trainingsgruppen. Signifikante Unterschiede konnten hierbei nicht festgestellt werden (IZQUIERO, 2004).

Auch die Studien von Izquiero 2005 mit gleichen Trainingsinhalten an Probanden zwischen 40 und 46 Jahren ergaben keine anderen Ergebnisse (IZQUIERO, 2005).

CHTARA und Kollegen schlossen 2005 wiederum positive Effekte eines unmittelbar nach dem Ausdauertraining durchgeführten Schnellkraft- und Kraftausdauertrainings auf die Ausdauerleistung. Die 48 trainierten Probanden (Sportstudenten) wurden in 5 Gruppen eingeteilt und über 5 Wochen spezifisch trainiert.

Gruppe 1 (Ausdauer): Intervalltraining bei Intensitäten um 100%/60% der Vo2max an zwei Tagen in der Woche

Gruppe 2 (Kraft): 1.-6. Woche: Kraftausdauertraining (Rumpfkraft, Hüftstrecker, Rückenstrecker, halbe Kniebeugen), 7.-12. Woche: Schnellkrafttraining (Zirkeltraining mit 30-40 Sekunden Belastung mit mittleren Lasten, Sprünge) [2 Trainingseinheiten in der Woche]

Gruppe 3 (Ausdauer/Kraft): erst Ausdauer-, dann Krafttraining an 2 Tagen in der Woche

Gruppe 4 (Kraft/Ausdauer): erst Kraft-, dann Ausdauertraining an 2 Tagen in der Woche

Gruppe 5 (Kontrollgruppe ohne Training)

Getestet wurde die Leistung beim 4-km-Lauf, die maximal aerobe Laufgeschwindigkeit, Lauf bis zur Erschöpfung bei maximaler aerober Laufgeschwindigkeit, Radergo-
meterstufentest.

Die Ausdauerkraftgruppe verbesserte sich vor allem im 4-km-Lauf (8,57%), der
maximalen aeroben Laufgeschwindigkeit (10,38%), der Leistung beim maximalen
Lauf bis zur Erschöpfung (28,22%) signifikant und am stärksten im Vergleich zu den
übrigen Gruppen. Auch die Werte des Vo2max Tests (13,71%) und der Leistung an
der anaeroben Schwelle (6,69%) verbesserten sich am stärksten innerhalb der Ausdau-
er-/Kraftgruppe (CHTARA et. al, 2005).

5.3   Zusammenfassung

Um einen Überblick über die Studienergebnisse zu erhalten, werden sie im Folgenden
strukturiert. Besonders die Studien, die einen positiven Effekt auf die Ausdauerleistung
beschreiben, sind hierbei von Bedeutung, da sie einen Ausblick für die mögliche
Trainingsgestaltung von Ausdauersportlern, im Speziellen Radfahrern gestatten.

Die folgenden Studien ergaben negative oder keine Effekte auf die Ausdauerleistung:
DUDLEY&DJAMIL arbeiteten mit untrainierten Probanden, die ein zusätzliches
Schnellkrafttraining absolvierten. Dabei verbesserten sich die Werte der Vo2max der
Ausdauer-/Kraftgruppe im Verhältnis zur Ausdauergruppe nicht deutlicher (DUD-
LEY&DJAMIL, 1985). Es stellt sich die Frage, ob das Training mit untrainierten
Probanden ohnehin eine Leistungssteigerung nach sich zieht. Es scheint zunächst
unerheblich zu sein, ob Kraft und Ausdauertraining absolviert werden oder ein reines
Ausdauertraining. Man kann vermuten, dass hier auch durch ein Ausdauertraining mit
intervallartigen Belastungen Muskulatur aufgebaut wird wenn kein Krafttraining
begleitend durchgeführt wird. Auch KRAEMER et. al arbeiteten mithilfe trainierter
Probanden weder positive noch negative Effekte eines begleitenden Krafttrainings mit
maximalen Lasten auf die Ausdauerleistung heraus. Gleichzeitig wurden die Kraftfähigkeiten verbessert (KRAEMER et. al, 1995). Gerade auf kurzen Distanzen oder
Sprintphasen, Bergetappen oder ähnlichen Unregelmäßigkeiten einer Radstrecke
könnte der Athlet von einem höheren Kraftniveau schöpfen. MCCARTHY et. al,

LEVERITT und IZQUIERO kamen zu dem gleichen Ergebnis. Allerdings basierten ihre Erkenntnisse auf Studien mit untrainierten oder unsystematisch (vermutlich wenig-trainierten) Probanden und führten das Krafttraining entweder direkt im Anschluss an das Ausdauertraining oder direkt vor dem Ausdauertraining durch (MCCARTHY et. al, 2005) oder unterdosierten die Trainingsintensität, sodass keine signifikante Steigerung der Leistung stattfinden konnte (IZQUIERO et. al, 2004/2005). Bei anderen Studien (LEVERITT et. al, 2003) könnte man vermuten, dass die Probanden durch das hohe Trainingsaufkommen einem Übertrainingseffekt zum Opfer fielen.

Positive Trainingseffekte ergaben sich aus den übrigen Studien (HICKSON et. al, 1988, PAAVOLAINEN et. al, 1999 und BASTIAANS et. al, 2001, HOFF et. al, 2002, CHTARA et. al, 2005). In allen Studien unterzogen sich trainierte Probanden einem zusätzlichen Krafttraining. Es wurde entweder ein Maximalkrafttraining oder ein Schnellkrafttraining absolviert, welche sowohl vor als auch nach dem Ausdauertraining oder auch an einem anderen Trainingstag absolviert wurden. Es zeigten sich Leistungssteigerungen hinsichtlich der Vo2max, des Laufs- bzw. beim Radergometertest bis zur Erschöpfung und bei der 5km-Laufzeit. Verringerung der Bodenkontaktzeit und Verbesserung der 20m- Sprintzeit konnten vornehmlich bei einem Schnellkrafttraining ermittelt werden (PAAVOLAINEN et. al, 1999).

6. Fazit

Die Empfehlungen zum begleitenden Krafttraining im Radsport sind weitläufig. Sie reichen von einem unterstützenden Kraftausdauertraining, über Hypertrophie- und Maximalkrafttrainingsmethoden. Wichtig dabei ist die Unterscheidung der relevanten Disziplinen. Wie bereits in dieser Arbeit diskutiert, werden vornehmlich für Kurzstrecken Kraftausdauermethoden genutzt, wobei hier anzumerken ist, dass dieses Niveau der Kraft schon durch die allgemeinen Ausdauertrainingsmethoden erreicht wird, wie ein begleitendes Training von Lindner beschreibt, wenngleich es von ihm als Krafttraining verstanden wird (LINDNER, 2005). Er beschreibt die Formen des „speziellen" Krafttrainings sehr genau. Bei Betrachtung der Wiederholungszahlen und der Intensitäten bei den spezifischen Krafttrainingsformen fällt auf, dass hier nach der Definition von SCHMIDTBLEICHER eigentlich nicht von einem Krafttraining gesprochen werden kann. Wie zuvor beschrieben, handelt es sich ab einer Belastungsdauer von 2 Minuten sowie unter einer Belastungsintensität von 50% der IRM nicht mehr um ein Kraftausdauertraining. Es sollte also eher von einer Erhöhung des Krafteinsatzes pro Kurbelumdrehung über die Dauer des Trainingsintervalls gesprochen werden anstatt von einem begleitenden spezifischen Krafttraining mit Rad (SCHMIDTBLEICHER et. al, 1999).

Die Empfehlungen durch den BDR und LINDNER entsprechen also keiner Kraftausdauerfähigkeit. Sie erscheinen dem Leser schwammig und wenig belegt. Die Empfehlungen sind im Rahmen eines Ausdauerprogramms als Intensitätserhöhung zu verstehen und sollten nicht als Krafttraining beschrieben werden. Eine Verbesserung der Kraftkomponente, die für den Kurzstreckenbahnradsport aufgrund hoher Lasten so wichtig erscheint, ist laut SCHMIDTBLEICHER durch ein begleitendes Training, wie oben beschrieben, nicht mehr zu erwarten (SANDIG & SCHMIDTBLEICHER, 2006). Nach Untersuchungen von SCHMIDTBLEICHER lässt sich durch ein parallel durchgeführtes Maximalkrafttraining neben dem generellen Rahmentraining eines Radsportlers eine bessere Leistung vor allem bei *Sprints an Bergen* oder im *Zielbereich* erreichen. Der Zuwachs der Muskelmasse wird durch die Trainingsmethode gering gehalten, ein besseres Kraftniveau wird erreicht und die Bewegungen werden ökonomisiert. Es ergibt sich eine verbesserte Aktivierung der Fast-Twitch-Fasern. Die verbesserte Rekrutierung von FT-Fasern reduziert den nötigen Arbeitsaufwand pro Einzelkraftstoß. In entscheidenden Situationen werden mit Hilfe der verbesserten neuronalen Ansteuerung der motorischen Einheiten Einzelimpulse wesentlich ökonomischer erbracht (SANDIG & SCHMIDTBLEICHER, 2006).

Im Radsport macht vor allem eine Muskelgruppe den wesentlichen Teil der Leistungsentwicklung aus. Die Muskelpartie des vorderen Oberschenkels erbringt die größte spezifische Kraftentwicklung auf dem Rad. Zur optimalen Ausreizung des Kraftpotenzials wird nach einem heranführenden Hypertrophietraining ein Training mit maximalen Lasten angesetzt.

Gerade aufgrund der Querschnittvergrößerung durch ein Hypertrophietraining kann ein ergänzendes Krafttraining zur Verbesserung der Maximalkraft gerade für kurze Wettkampfstrecken erfolgreich verwandt werden, da sich dies, wie zuvor in dieser Arbeit erläutert, wenn begleitend zum Ausdauertraining betrieben, nicht negativ auf die Ausdauerleistungsfähigkeit auswirkt. Betrachtet man Radsportler, die überwiegend in aeroben Bereichen gefordert sind und aufgrund des Gewichts die Querschnittfläche der Muskulatur möglichst klein halten müssen, erscheint es notwendig, das Muskelpotential optimal auszunutzen um in wettkampfentscheidenden Situationen „schnell und kraftvoll" agieren zu können. Die Wichtigkeit der Komponente Maximalkraft wird um die neuronalen Faktoren erweitert. Hinführend zu einem IK-Training zur bestmöglichen Ausschöpfung des Kraftpotenzials und zum schnellen Kraftanstieg wird ein Hypertrophietraining durchgeführt. Nicht nur das Kraftniveau, sondern auch die koordinativen Fähigkeiten zur korrekten Übungsausführung sind dabei entscheidend. Stimmt das Kraft- und das koordinative Ausgansniveau, kann durch ein IK-Training (Training mit maximalen Lasten, „Intramuskuläre Koordination") das erhaltene Kraftpotenzial optimal ausgeschöpft und die neuronale Ansteuerung trainiert werden (KOMI, 1994). Dabei sollte die Anzahl der Trainingseinheiten im maximalen Bereich auf keinen Fall 1-2 Einheiten pro Woche überschreiten. Zusätzlich kann ganzjährig ein präventives Stabilisationstraining für den Rumpf, im speziellen für den LWS-Bereich, eingebaut werden (SANDIG, D. et al.; 2010).

7. Abkürzungsverzeichnis

DVZ - Dehnungs-Verkürzung- Zyklus

IRM - Einer-Wiederholungs-Maximum

ST - Slow-Twitch

FT - Fast-Twitch

Vo2max - maximale Sauerstoffaufnahmekapazität

Wmax - maximale Leistung

Delta efficiency - Verhältnis der Veränderung geleisteter Arbeit pro Minute
Veränderung der verbrauchten Energie

Gross efficiency - Verhältnis geleisteter Arbeit pro Minute zur verbrauchten
Energie

VMART - maximale aerobe und anaerobe Leistung

8. Abbildungsverzeichnis

9. Tabellenverzeichnis

10. Literaturverzeichnis

Agaard, P., Simonsen, E., Andersen, J., Magnusson, S., & Dhyre-Poulsen, P. (2002). Increased rate of force development and neuronal drive of human skelet muscle following reststance training. *Journal of Applied Physiology 93* , 1318-1326.

Bastiaans, J., van Diehmen, A., Veneberg, T., Jeukendrup, A. (2001). The effects of replacing a portion of endurance training by explosive strength training on performance in trained cyclists. Eur. J. Appl. Physiol. , 79-84.

Bishop, D., Jenkins, D., Mackkinnon, L., McEneiery, M., & Carey, M. (1999). The effects of strength training on endurance performance and muscle characteristics. Medicine and Science in Sports and Exercise 31 , 886-891.

Bührle, M. (1989). Maximalkraft - Schnellkraft - Reaktivkraft. Sportwissenschaft 19. , 311-325.

Bührle, M. (1993). Schnellkraft - Theoretisches Konstrukt, physiologischer Hintergrund und Bedingungsstruktur, diagnostische Erfasung, spezifische Trainingsmethoden. Spektrum der Sportwissenschaften 5 , 5-29.

Bührle, M. (1993). Schnellkraft. Theorie und Praxis des Krafttrainings Bd. 2 , 311-325.

Chtara, M. C. (2005). Effects of intra-session concurrent endurance and strength training sequence on aerobic performance and capacity. British Journal of Sports Medicine , S. 555-560.

Clarke, S. (2005). Formative Assessment in the secondary classroom. London: Hodder Murray.

Coyle, F. (2005). Improved muscular effiency displayed as Tour de France. Journal of Applied Physiology , 2191–2196.

Coyle, F., & L., C. (2000). Physical Activity as a metabolic stressor. American Journal of Clinical Nutrition .

De Maree, H. (2003). Sportphysiologie. Köln: Strauss.

De Marées, H. (2003). Sportphysiologie.

Dudley, G., & Djamil, R. (1985). Incompatibility of endurance- and strength training modes of exercise. Athens, Ohio: Department of Zoological and Biomedical Sciences, Programm of Physiology and Pharmycology and College of Osteopathic Medicine, Ohio University.

Ehlenz, H. e. (1995). Krafttraining: Grundlagen, Methoden, Übungen, Leistungssteuerung, Trainingsprogramme. Zürich: BLV-Sportwissen.

Even-Gustavsson, B., & Tesch, P. (1990). Glykogen and trigliceride utilization in relation to muscle metabolic characteristics in men performing heavy-resistance 3 exercise. European Journal of Applied Physiology 61 , S. 5-10.

Frey, G., & Hildenbrandt, E. (2002). Einführung in die Trainingslehre.. Teil 1:Grundlagen (2. Aufl.). (Sport und Sportunterricht). Schorndorf: Hoffmann.

Friel, J. (2003). The Cyclist's Training Bible. Boulder: VeloPress.

Gollhofer, A., Gruber, M., & Bruhns, S. (2003). Muskelphysiologie. In H. Mechling, & J. Munzert, Handbuch Bewegungswissenschaft - Bewegungslehre (S. 57-80). Schorndorf: Hofmann.

Gorostiaga, E., Izquierdo, M., Iturralde, P., Ruesta, M., & Ibanez, J. (1999). Effects of heavy resistance training on maximal and explosive force production, endurance and serum hormones in adolescent andball players. European J.Appl.Phyio Occup. Physiol 80 , 485-493.

Grosser, M. S. (2004). Das neue Konditionstraining für alle Sportarten, für Kinder, Jugendliche und Aktive. München: BLV-Sportwissen.

Grosser, M., & Zintl, F. (1994). Training der konditionellen Fähigkeiten 2. Trainerakademie Köln e.V. (Ed.) Studienbrief der Trainerakademie Köln des Deutschen Sportbundes, Studienbrief 20 (S. Studienbrief 20). Schorndorf: Hofmann.

Hartmann, J. T. (1990). *Das große Buch der Kraft*. Berlin: Sportverlag.

Hickson. (1988). Potential for strength training and endurance training to amplify endurance performance. Journal of Applied Physiology 65 , 2285-2290.

Hickson, R. e. (1980). Interference of Strength Developement by Simultaneously Training for Strength and Endurance. European Journal of Applied Physiology and Occupational Physiology 45 , 255-263.

Hoff, J., Wislof, U., & Helgetrud, J. (1999). Maximal strength training improves work economy in trained female cross country skiers. Medicine & Science in Sports & Exercise , 870-877.

Hollmann, W., & Hettinger, T. (1990). Sportmedizin. Arbeits- und Trainingsgrundlagen. Stuttgart: Schattauer.

Hollmann, W., & Strüder, H. K. (2009). Sportmedizin. Stuttgart: Schattauer.

Hottenrott, K. M. (2008). Methodik des Ausdauertrainings. Schorndorf: Hoffmann.

Izquierdo, M., Hakkinen, K., Ibanez, J., Anton, A., Gerrues, M., Ruesta, M., et al. (2003). Effects on strength training on submaximal and maximal endurance performance capacity in middle-aged and older men. J.Strength.Cond.Res. 17 , 129-139.

Izquierdo, M., Ibanez, J., Hakinnen, K., Kraemer, W., Larrion, J., & Gorostiaga, E. (2004). Once weekly combined resistance and cardiovascular training in healthy older men. Medicine and Science in Sports and Exercise 36 , 435-443.

Jacobs, I., Kaiser, P., & Tesch, P. (1981). Muscle strength and fatigue after selective glycogen depletion in human skeletal muscle fibres. Eur. J. Appl. Phys.Occup. Phys. , 47-53.

Kernell, D., & Hultborn, H. (1990). Synaptic effects on recruitment gain: a mechanism of importance for the input-output relations of motoneurone pools? Brain Research Vol. 507 , 176-179 .

Kettmann, S. (1983). Zur Entwicklung von Hauptleistungsfaktoren im Straßenrennsport als Voraussetzung für die Steigerung der Wettkampfleistung. Leipzig: Deutsche Hochschule für Körperkultur.

Keul, J., Haramalambie, G., Bruder, M., & Gottstein, H. (1978). The effect of weight lifting exercise on heart rate and metabolism in experienced weight lifters. Medicine and Science in Sports and Exercise 10 , S. 13-15.

Kirchner, C. (2003). Digitale Kinderzeichnung. Kunst und Unterricht - Kinder- und Jugendzeichnung , S. 36-49.

Komi, P. (1985). Dehnungs-Verkürzung-Zyklus bei Bewegungen mit sportlicher Leistung. In M. Bührle, Grundlagen des Maximal- und Schnellkrafttrainings. (S. 254-269). Schorndorf: Hofmann.

Komi, P. e. (1994). *Kraft und Schnelligkeit im Sport.* Deutscher Ärzteverlag.

Kraemer, W., Patton, J., Gordon, S., E., H., Deschenes, M., Reynolds, K., et al. (1995). Compatibility of high-intensive strength training and endurance training on hormonal and skeletal muscle adaptions. Journal of Applied Physiology 78 , 976-989.

Letzelter, M. (1971). Zur Terminologie der motorischen Grundeigenschaft Kraft. Praxis der Leibesübungen , S. 68-70.

Leveritt, M., Abernethy, P., Barry, B., & Logan, P. (2003). Concurrent strength and endurance training: the influence of dependend variable selection. J. Strength.Cond. Res. 17 , 503-508.

Lindner, W. (2005). Radsporttraining. Methodische Erkenntnisse, TRainingsgestaltung, Leistungsdiagnostik. München: BLV Sportwissen.

Loveless, D., Weber, C., Haseler, L., & Sschneider, D. (2005). Maximal Strength Training Improves Cycling Economy in Previously Untrained Men. Medicine and Science in Sports and Exercise , 1231-1236.

Lucia, A. H. (2001). Physiology of Professional Road Cycling. Sports Medicine: 31 (5) .

Martin, D., Carl, K., & Lehnertz, K. (1993). Handbuch Traininglehre.2. Schorndorf: Hofmann.

Mc Carthy, J., Agre, J., Graf, B., Pzniak, M., & Vailas, A. (1995). Compatibility of adaptive responses with combining strength and endurance training. Medicine and Science in Sports and Exercise 27 , 648-660.

Morris. (1948). The measurement of the strength of muscle relative to the cross section. Research Quarterly of the American Association for Health, Physical Education and Recreation 19. , 295-304.

Nelson, A., Arnall, D., Loy, S., Silvester, L., & Conlee, R. (1990). Consequences of combining strength and endurance training regimes. Phys. Ther. , 287-294.

Neumann, G. (2000). Physiologische Grundlagen des Radsports. Zeitschrift für Sportmedizin 51, Nr. 5 , S. 169-175.

Neumann, G. (1993). Radsport. In R. Shephard, & P.-O. Astrand, Ausdauer im Sport (S. 560-571). Köln: Deutscher Ärzte Verlag.

Paavolainen, L. H. (1999). Explosive-strength training improves 5-km running time by improving running economy and muscle power. Journal of Applied Physiology , S. 1527-1533.

Sadler, D. R. (1989). Formative Assessment and the Design of Instructional Systems. Instructional Science , S. 130.

Sale, D. (1994). Neuronale Adaption im Verlauf eines Krafttrainings. In P.V. Komi (HRSG.), Kraft und Schnellkraft im Sport: eine Veröffentlichung der Medizinischen Komission des IOC in Zusammenarbeit mit der FIMS (Enzyklopädie der Sportmedizin; Bd.3) (S. 249-265). Köln: Deutscher Ärzte Verlag.

Sandig, D. W. (2006). Krafttraining im Radsport - ein Diskussionsbeitrag zu Struktur, Anpassung und Trainingsmethoden. Leistungssport 6 , 16-20.

Sandig, D., Wagner, A., & Mühlenhoff, S. (2010). Krafttraining im Radsport.

Schmidtbleicher, G. (7+8 1999). Struktur der Krasftfähigkeiten und Ihrer Trainingsmethoden. Deutsche Zeitschrift für Sportmedizin , S. 223-234.

Shavelson, R. J., Young, D. B., Ayala, C. C., Brandon, P. R., Furtak, E. M., & Ruiz-Primo, M. A. (2008). On the Impact of Curriculum-Embedded Formative Assessment on Learning: A Collaboration between Curriculum and Assessment Developers. Applied Measurement in Education, 21 , S. 295-314.

Shute, V. J. (kein Datum). American Educational Research Association. Abgerufen am 16. Januar 2009 von http://rer.area.net

Tesch. (1987). Acute an dling term metabolic changes consequent to heavy-resistance exercise. Medicine and Sport Science 26 , S. 67-89.

Vogt, S., Heinrich, L. S., Blum, A., Roecker, K., Dickhut, H.-H., & Schmid, A. (2006). Power Output during Stage Racing in Professional Road Cycling. Medicine and Science in Sports and Exercise , 147-151.

Wang, Q. (1999). Methodologische Probleme bei der diagnostischen Erfassung der Maximal- und Schnellkraftfähigkeit. Köln: Sport und Buch Strauß.

Weineck, J. (2007). *Optimales Training.* Balingen: Spitta Verlag.

Weineck, J. (2000). *Sportbiologie (7.Auflage).* Balingen: Spitta Verlag.

Zatsiorski, V. (2000). Krafttraining - Praxis und Wissenschaft. Aachen: Meyer und Meyer.

Zintl, F. E. (2004). Ausdauertraining. Grundlagen-Methoden-Trainingssteuerung. Zürich: BLV.